もしあなたが「看取りケア」をすることになったら

本人の意思をかなえる平穏な最期を迎えるお手伝い

NEW HEALTH CARE MANAGEMENT

諏訪免典子 NORIKO SUWAMEN

ぱる出版

はじめに

おもてなし（ホスピタリティ）の究極が看取りである

特別養護老人ホームを対象にした調査によると、約3割が施設内で最期を迎えています（「第84回社会保障審議会介護給付費分科会資料1（平成23年11月10日）」厚生労働省）。

介護老人福祉施設（特別養護老人ホーム）がターミナルケアを行う報酬として、2006年に「看取り介護加算」が創設されました。

その後、介護老人保健施設に「ターミナルケア加算」、さらにグループホームに「看取り介護加算」が認められるようになりました。「ターミナルケア加算」あるいは「看取り介護加算」の違いは、施設が医療系サービスと福祉系サービスのどちらを行っているかによる違いです。本書では、ターミナルケア及び看取り介護を包括して看取りケアと呼称しています。

施設を竟《つい》の住処にしたい。こうした望みを適えるために施設は何ができるでしょうか。それは、さながらご自宅にいるように懇《ねんご》ろなおもてなし（＝ホスピタリティ）ではないでしょうか。ホスピタリティの究極が看取りケアです。

ホスピタリティのモデルの一つがスイスのセントベルナール教会の実践です。「貧乏人には助けを、巡礼者には快適さを、一文無しには休息を、病人には慰めを、そして生きている者にはまさかのための備えを与えてくれる所」、これが、同教会のミッション・ステートメントです。10世紀前のことです。

今後、施設での看取りはさらに増えていくことでしょう。

一人暮らしの高齢者が増加したこと、家族による看取りが困難であること、看取り報酬が制度化したこと、延命措置ではなく**「平穏な最期」**を望む人が増えてきたこと、この4つが根拠です。

そこで、介護施設には2つの意識変容が求められています。ひとつは、畳の上で死にたいという、さながらご自宅で最期を迎えるような看取りケアを実践することです。

もうひとつは、最期は病院に移送するという意識を改めることです。つまりは、利用者と家族の施設に対する信頼をさらに高め、安堵し、納得していただけるケアを実践することです。

今後、施設の職員に求められるものが2つあります。ひとつは、すでに特養において特定の医療的行為が可能になりましたが、ケアスキルのさらなる習得です。もうひとつは、死生観などに対応するスピリチュアルなケアの実践です。この2つの集約が看取りケアです。

看取りケアができてこそケアの専門職です。看護職員は無論、介護職員から看取りケアを行いたいというさらなる声が上がることを望んでいます。

看取りケアの実践は、竟の住処のケアを任された介護のプロとしてのホスピタリティではないでしょうか。本書が介護現場で働く専門職のお役に立てればこれに勝る喜びはありません。

2017年1月吉日
諏訪免典子

もしあなたが
「看取りケア」を
することになったら

もくじ

パート5 看取りケアに必要なチームケアとは何?

パート6 看取りケアに必要なインフォームド・コンセントって何？

パート7 看取りケアを取り巻くこれからの課題は？

巻末チェックノート 看取りケアの用語・キーワード事典

パート 1

看取りケアには何が求められているの？

1 看取りケアはたった1回のケア

看病のことを「見取り」と言い、「看取り」とも書きます。

「見取り」の本来の意味は、みとること、つまり見て知ることです。

人間は、ほかの動物とは異なり、子が親を看病し、介護し、死を看取ってきたという歴史があります。

子が親の面倒をみるという行為は、人間が到達した人間としての人間らしい行為の一つであり、先人たちが築いてきた英知です。

今日では、家族の生活環境が大きく変わりましたので、子が親の面倒をみるのに代わって、看病は病院の看護師、介護は特養など介護施設の介護福祉士という具合に、看護も介護も専門職が担うケースが多くなってきています。

◉最高の学び

見取ることとは、見て知ることであり、見て習い覚えることです。人が死に至る過程を受け止め、さらには最期を見て知ることは人間に与えられた最高の学びであり、それこそが見取りつまりは看取りの本質でもあります。

看取りのケアを担当する専門職にとって、ケアの質が関心事であるにしても、最も大切なことは、看取りケアは単なる処置や手当ではないということです。

大切なのは、家族から看取りを委ねられた人間として、最も尊い行為のひとつである死に逝く人に関わっていて、最期を看取ることができるという認識ではないでしょうか。

※特養では入所している方を「利用者」、グループホームでは「入所者」と呼称していますし、病院では入院している方を患者と呼称しています。そこで、看取りケアを受ける人について、「利用者」、「入所者」あるいは「患者」と表記することもできます。

本書では、看取り期の状態にある方を記述する内容に応じて、「本人」あるいは「対象者」と表記しました。

看取りケアのヒント

死に逝く人の最期を看取るという尊い行為に関わっていることを認識する

2
看取りケアには根拠が必要

看取りケアは、たった一度の人生の終焉に関わるたった1回のケアです。それゆえに、人として誠心をもった真摯なケアでなければならないのです。

人生は、「終わり良ければすべて良し」（シェークスピア）なのでしょうか。そうであるなら、ケアを通じて人生の終焉を意義あるものにすることが看取りケアの本質です。それ故に、すべてのケアには拠りどころが必要です。根拠のないケアはケアとは言えません。


看取りケアには医療的見地も求められますが、看取りケアは医療行為そのものではありません。ケアを法的視点からすると看護的領域と介護的領域があります。看護的領域は、療養上の世話であり、介護的領域は日常生活の支援です。

医療行為ではないからといっても看取りケアには根拠が必要です。

看取りケアに限ったことではありませんが、根拠がないケアなどというものがあってはならないのです。

いや、むしろ、人生の終焉であるがゆえにいささかも悔いが残るケアをしてはならないでしょうし、根拠に裏打ちされたケアでなければならないということになります。つまりは看取りケアにはエビデンス（根拠）が求められるのです。

看取りケアには医学あるいは薬学的なアプローチである、病気あるいは症状を対象にした科学的根拠を欠かすことはできませんが、看取りケアは「人生の終わり」に関わるケアですから、全人的な視野に立ってケアを実践することが求められます。

看取りケアのヒント

科学的根拠とともに全人的なケアが求められる

3 看取りケアに求められる6つの根拠

看取りケアに求められる根拠は少なくとも6つあります。科学的あるいは理論的根拠、法的根拠、組織的根拠、全人的根拠、倫理的根拠及び慣習的根拠です。

①科学的あるいは理論的根拠

最新で安全なケアを実践するためには科学的あるいは理論的根拠が不可欠です。看取りケアにも医療行為や医学的所見が求められます。

②法的根拠

看取りケアは、人の死に関わるものです、死の判定を下せる専門職は医師をおいてほかにいません。

死に逝く人そして死者の権利は法的に保全されなければなりません。死後の相続権など財産を保全するためにも、看取り期における本人の行為や言動も疎かにはできません。医師法や医

看取りケアに必要な６つの根拠

1. 科学的あるいは理論的根拠
2. 法的根拠
3. チームとしての組織的根拠
4. 全人的根拠
5. 倫理的根拠
6. 慣習的根拠

療法さらには民法などに準拠した法的根拠が欠かせません。

③チームとしての組織的根拠

看取り期のすべてを一人の専門職がケアすることはできません。命が今日か明日には果てるなどという状況下では、一人で長時間のケアをすることがあるかも知れません。しかし、看取り期すべてを一人の担当者だけで看取りケアをすることはできません。

実際には、複数の看取りケアを担当する専門職がチームとして看取りケアを実践することになりますが、専門職個々の着想や思いつきで看取りケアがなされてはならないのです。

看取りケアは、対象者にとってはたった1回の、人生1度だけのケアになります。看取りケアを担当する専門職間のバラツキをなくすためのチームとしての組織的根拠が求められます。

④全人的根拠

死に至る過程で名誉を傷つけることがあってはなりません。看取りケアは死に逝く人の基本的人権を侵害してはならないのです。

延命治療を受ける権利がある一方で、延命治療を拒否する権利を尊重したとしても人は誰でも生きる権利がありますから、看取りケアにおいても生き抜くためのケアが求められます。つまりは、全人的根拠は看取りケアにとって不可欠な根拠です。

⑤倫理的根拠

看取りケアは、セクハラ等の倫理にもとるケアであってはならないのは当然です。いささかたりとも自尊心を傷つけてはならないのです。

倫とは人としての道です。人の道を踏み外すケアであってはならない、このことは看取りケアにとって特に大切です。倫理的根拠なくして看取りケアを実践してはならないということです。

⑥慣習的根拠

死はその地域におけるスピリチュアルな事柄や風習にも関わってきます。その地域における習わしを否定することは戒めなければならないということです。伝承など慣習的根拠を否定した看取りケアであってはならないのです。

看取りケアのヒント

看取りケアを悔いのない死へのケアとして実践するために根拠が必要

4 なぜケアをする側に感受性が求められるのか

看取りケアは臨床科学であると同時に、感受性のアート（芸術）でもあります。どういうことでしょうか？

人と人との個別的な一度かぎり（一回性）の出会いが看取りケアです。そこでは再び同じことが生じることはありません。

アートとはこうした個別的で即時的で一回性であり、具体的な関係性の中で生じる人間関係の終焉の業です。ですから看取りケアは感受性のアートなのです。

看取りケアの特徴は、個別性、即時性、具体性、一回性のものですからケアをする側の感受性が敏感であることが望まれます。

感受性とは人間の五感、すなわち視覚（眼）、聴覚（耳）、味覚（舌）、嗅覚（鼻）、触覚（皮膚）のはたらきによって生じるものです。同時にこれらの五感は相乗的に作用します。

看取りケアは、ケアをする者とケアを受ける者との人間関係の中で実践するものですから、共に響き合い、影響し合うケアということができます。

看取りケアは、感覚器官が共に響き合うはたらきによって生じるケアです。そのために、ケアを実践する者は自ら感受性を敏感にして関わる必要があります。

看取り期にある者は「命」を直視していますから感受性が鋭くなります。

それゆえに、ケアを実践する者も感受性を豊かにして真摯に向き合わないと関係が生じません。看取りケアは、看護や介護の技術的援助が十分にできないとしても、心と心とが共に響き合う関係性を創造することができます。

健康な時にはあまり関心がなかった「生命」の問題に直属します。いま目の前にあって自分から避けることができない状態が看取り期です。

看取りケアを受ける者は、当惑した心理状態、心身の不都合さ、死を直前にした不条理なものを抱えています。

そうした不安な心に関わりながら支援していくのが看取りケアです。

食事の世話や清潔など、生活全体に関わりつつ、全人的にかかわっていく行為が看取りケアです。

自分の介護状態を、科学的に客観的に知ることによって死を受容する人もいます。冷静な態度で自分の命を見つめる人もいます。

しかし、死は実際には自分と切り離せないものですし、心の中では烈しく葛藤しています。看取り期が引き起こす気持ちは、心の中では不安や恐怖の心理的荒波が怒濤のように波打っているものです。

だからこそ看取りケアには、生活の日常的支援、空気、陽光、暖冷、静けさの確保など直接に関係のないことと思えるものが、実はもっとも求められているのです。

それゆえに、命との葛藤の中にいる者に対して、慰めと癒しと励ましによって支援する行為が看取りケアなのです。

看取りケアのヒント

感受性を豊かにすることで対象者との関係性を創造することができる

5 利用者に「どう接し」「どのようなケアをするか」を問い続ける

看取りケアに対する心構えとして最も大切なことは、死に逝く人に寄り添い、穏やかな死を迎えられるようにケアを行い、看取り期におけるＱＯＬの向上を目指すことではないでしょうか。

・人は余命を宣告された後にどのように生きていけばよいのか
・看取りケアを担当する者（看取りケアラー）はどのように接し、どのようなケアをすればよいのか

この２つの問いかけに自問をすることが、確固たる信念をもって看取りケアを実践するための第一歩となります。

特養等介護施設において大切なことは、次のような看取りケアの３つの心構えです。

①利用者の尊厳を保つこと
②利用者や家族の期待に応えること
③利用者と家族の分かち合いを支えること

このうち、最も重要なものは、利用者の尊厳をいかにしたら損なわないでケアができるかと

いうことです。そうでなければ、利用者と家族の分かち合いを支えることは困難になるからです。利用者の尊厳を保つことは、看取りケアの目標でもありますし、最期のためのゴールでもあります。

①利用者の尊厳を保つ

尊く、厳かで、犯しがたいことが尊厳です。看取りケアの目標には、尊厳を保つことを明示することが必要です。看取りケアにとって最も重要なことは尊厳を保つことです。

②利用者の期待に応える

看取り期は生命が危殆《きたい》な状態に陥っています。危殆とは非常に危ないことです。そこでは、風変わりなことを求めたとしてもできる限り応じなければならないのです。「実現してほしい」という期待に応じたケアを実践して差し上げたいという心構えが必要です。

お酒が飲みたいという期待に応じるためには、医師の許可を得て応じることです。例えば、酒に綿棒を浸して、唇をなぞるなどというのも期待に応じたケアです。

③利用者と家族の分かち合いを支える

看取リケアを希望するかどうかの判断は、可能な限り利用者本人の意思に基づくべきものです。安易に家族による代行判断を求めるべきではありません。利用者本人に説明し、同意を得

看取りケアの心構え

①利用者の尊厳を保つこと

②利用者や家族の期待に応えること

③利用者と家族の分かち合いを支えること

↓

実践するために必要なこと

- 思いやり
- 信頼
- 良心
- 専心
- 振る舞い
- 能力

るべきです。

しかしながら、利用者本人の意思を確認できない場合があります。その場合には、家族を最も身近な支援者として位置づけ、家族が推測する利用者本人の意思をもって、利用者の意思を推定することになります。

そうなると、明らかに家族と利用者本人との利害が対立しているような状況下では、家族に対する説明と家族の同意をもって本人のための「看取り」と断定することができないことになります。

さらには、延命措置は施すのかも課題です。本人と家族が看取り期までに決めておかなければならないことは、あれもこれもと数多くあるものの、看取り期にできることはそう多くはありません。

家族として憎しみながら最期を迎えるのか、分かち合いながら最期に寄り添うのか、早く死んでほしいまでではないにしてもどのくらい相続できるのかなどと思っていると、往々にして取り繕いの看取りになりがちです。慈しみによる心からの寄り添いは丁寧で真摯な看取りになるのではないでしょうか。

分かち合いながら最期に寄り添う家族を支援するのも大切な心構えです。

看取りケアのヒント

最も重要なのは、利用者の尊厳を損なわずにケアができるかということ

6

看取り期をどこで過ごしたいかはその人の置かれている状況によって様々

人には余命を宣告された後に、選択しなければならないことが少なくとも2つあります。それは、人生の終末期をどこで過ごすのか、そして人生の終末期を誰と過ごすのかです。

人口動態統計年報（2009年度、厚生労働省）によると、終末期の過ごし方には時代によって傾向があります。

1950年代は最期を自宅で迎える人が多かったのですが、1960年代以降は病院で最期を迎える人が多くなっています。

そして、21世紀になると介護施設で最期を迎える人が増加しています。

また、人生の最終段階における医療に関する意識調査（2012年度、厚生労働省）、『一般国民における「人生の最終段階を過ごしたい場所」についてのまとめ』という調査から傾向が分かります。

「末期がんで食事や呼吸が不自由であるが意識や判断力は健康なときと同等の場合」は、医療機関で過ごしたいという人が47・3パーセント、自宅で過ごしたいという人が37・4パーセントとなっています。

一方、「認知症が進行し、身の回りの手助けが必要で、かなり衰弱が進んできた場合」には介護施設と答えている人が59・2パーセントとなっています。

◉医療・介護現場で看取りケアが求められている

看取りケア期において医療的なケアが必要な状況にあっては、医師や看護師による処置が必要ですから、自宅よりも医療機関や介護施設における看取りケアが求められることになります。

高齢者が介護施設での看取りを期待している現状から、2006年度に介護報酬の改定が行われ、特別養護老人ホーム、老人保健施設に加えてグループホームにおいても「看取り介護加算」が認められました。

看取りケアのヒント

看取り期をどこで過ごしたいのか、どんなケアを求めているのか、望まれるケアは何かを考える

パート2

看取りケアの基本方針の決め方は？

1 看取りケアはどのように実践していったらいいのか

介護施設における看取りケアの進め方を方向づける指標が、看取りケアの理念です。理念なくして行動なしです。

行動へのプロセスは、施設経営の場合には次のことを具体的に決めて、行動につなげていきます。

- **ミッション（社会的使命）**
- **ビジョン（経営理念）**
- **ドメイン（事業領域）**
- **ストラテジー（経営戦略）**
- **アクションプラン（行動計画）**

理念を行動レベルに落とし込む意義は、やるべきことと、やってはならないことを明確にするためです。これは能力や経験にかかわらず、誰がやっても同じレベルで看取りケアが実践できるようにするために必要なことです。

行動とは目標を定めて達成のための活動をするだけにとどまりません。人間が人間に対して看取りケアとして役立つものを提供すること、このことは看取りケアの本質です。してはならないことは絶対にしてはならないという約束も、行動レベルに落とし込むことで実現できます。人間には殺人や暴力などしてはならないことは多くあります。介護施設は組織ぐるみで差別も権限外行為（ハラスメント）もしてはならないのです。

さらに大切なことは、誰のための行動かです。

コンシューマー・マネジメント（対象者尊重管理）が欠落していると、対象者を「物」として扱いかねません。いわんや、看取りケアにおいては、対象者の多くはもの言わぬ状態ですから、粗末な対応をしかねません。

職員として絶対にしてはならないことをさせない、しないことを具体的に定めて遵守させることも行動を明確化する意義です。

看取りケアのヒント

やるべきことと、絶対やってはならないことを明確にする

2

看取りケアの実践【例・特養の看取りケアに関する指針】

医師の診断によって、対象者が回復不能な状態に陥った時に看取りケアを実践します。
その際、本人の意思ならびに家族の意向を尊重して実践する必要があります。
看取りケアに求められる主たるものは、最期の場所及びケアの内容です。

例えば、特別養護老人ホームの場合、看取りケアに関する指針は、看取り加算を受けるためにも必要ですが、指針が策定し、指針どおりのケアをすることでケアに対する混乱やバタツキを少なくすることができます。

それでは、指針にはどのようなことを定めるのか例示してみます。

①看取りケアの基本理念

本人及び家族の人道を尊び、医療機関との連携を密にして、本人が安らかな終末を迎えることができるように、可能な限り本人の尊厳と安楽を保ちつつ全人的ケアを提供して、看取りケアを実践します。

本人が安らかな終末を迎えることができるように本人及び家族の意思を尊重して看取りケアを行います。

医療機関との連携を密にして、本人の尊厳と安楽を保ちつつ全人的ケアに徹します。

②自己決定と尊厳を守る看取りケア

看取りケアの基本理念のもと、本人または家族に対し生前意思（リビングウィル）の確認を行います。

リビングウィルは、不治かつ末期の状態であり、安らかな最期を迎えたい方のために確認するものです。

リビングウィルは、例えば、「延命措置を施さないでほしい」と宣言し、記すことにより行うものとします。

苦痛を取り除く緩和に重点を置いた医療及びケアに最善を尽します。

③看取りケアの開始

看取りケアの開始は、医師によって医学的に回復の見込みがないと判断がなされた時点とします。

④看取りケアに対する同意

看取りケアを実践するにあたり、本人または家族に対し、医師から十分な説明が行われたこと、そして、その説明に対して本人または家族が同意をしたこと（インフォームド・コンセント）を確認します。

⑤看取りケアに関する計画書

医師の判断及び指示を受けて、看取りケア計画書を作成します。

看取りケア計画書は、多職種によるカンファレンスに基づいてケアマネが作成することとします。

看取りケア計画書は、本人及び家族への説明を行い、同意を得るものとします。

看取りケア計画書は、本人の状態等にともない見直しをし、変更するものとします。この場合、本人及び家族に説明を行い、同意を得ることとします。

⑥医師との連携

看取りケアの実施にあたり、医師（連携病院の医師又は嘱託医師等）との連携を緊密に保つこととします。

看取りケアを担当する者は、チームによるケア体制を構築し、看取りケア計画書及び看取りケアに関わる情報を共有して、看取りケアを実践するものとします。

⑦看護体制

看護師は、看護主任等看護責任者及び医師の指示を受けて、本人の疼痛緩和等安らかな状態を保つように看取りケアを実践します。

看護師は、本人の日々の状況等について看護責任者に報告を行い、随時、家族に説明するなど適宜、適切に対応します。

⑧看取りケアの環境整備

本人らしい人生を全うし、尊厳ある安らかな最期を迎えることができるように個室または静養室を提供するなど環境を整備し、環境の確保を図るものとします。

また、家族の面会、付き添い等協力体制を促進するために静養室を提供することとします。

⑨看取りケアの実施とその内容

看取りケアに携わる者は、次のとおり看取りケアに関する記録等の整備をしなければなりません。

◎『看取りケア同意書』
◎『医師の指示を得たことを証する記録』
◎『看取りケア計画書作成（変更及び追加を含む）』
◎『ケアの経過観察記録』
◎『ケアカンファレンスの記録』
◎『最期を看取った記録』
◎『死後のカンファレンス記録』

看取りケアのヒント

その人らしい最期を迎えるためには何をしたらいいかを考える

3 看取りケアの基本となるPDCAサイクルのポイント

看取りケアにとってケア状態を観察することが最も重要です。ケアの基本となる行動はPDCAサイクルです。**計画し、実践し、評価して、処置や改善をするというのがPDCA**です。PDCAサイクルは、PDCAそれぞれに実施しなければならないポイントがありますが、ケアの良否にとって重要なものは評価です。ケアの評価は対象者の状態を観察することなくしてできません。

①評価の仕方

「評価する」とは、対象者の真の姿を間違えないようによく見て、対象者の状態を理解することを言います。

ADL評価や褥瘡評価はデータベース化して、記録に残すことによって根拠を持ったケアにつなげることができます。

対象者の状態観察を行うことによって、自立、見守り、全介助、一部介助などケアの質向上の工夫ができます。変化を予測するためにも観察は欠かせません。

年齢や病気の特性から予測をしつつ、対象者の個別性に着目したケアが求められています。

施設入所時の状態を観察し、データベースに記録し、その後の変化を記録し続けることが重要です。

②観察の仕方

誰が、いつ、どのような基準で評価あるいは観察したか分からないとしたら、施設の行うケアとは言いかねます。

施設入所時のアナムネ（情報を収集するための聴取）には、情報収集の指標や基準が必要です。そうでないと集めなければならないデータが入手できないということになりかねません。

観察結果を評価する段階で、指標が無いとケア担当者個々の判断によることになりますから、ケアにバラツキが出てしまいます。

その指標や基準ですが、施設全体で話し合いを行い、ケアの理論を用いて作成します。観察項目を定めて観察し、その結果をデータベースとして残します。観察結果は予め定めた指標により判定し、判定結果をケアに役立てます。

③判定結果を元にした対策の立て方

ケアの判定結果は施設全体で共有化しなければなりません。ケアに関する事故や不具合を防ぐための対策が必要です。

特に、看取りケアでは、対象者の状態が急変することがありますから、対策は急を要します。そこで、看取り期に起こりうる変化に関する知見が必要になります。

④部下指導の仕方

部下指導には教えるタイミングがあります。最も重要なタイミングは、標準どおりにやらないで失敗した部下に対する指導です。標準通りに行わなかった事で起こりうるリスクを例示し、なぜそれをしなければならないのか説明する手間を省いてはなりません。

看取りケアのヒント

観察し記録し、評価することでケアの質の向上につなげる

施設における看取りケアの体制構築・強化に向けたPDCAサイクル

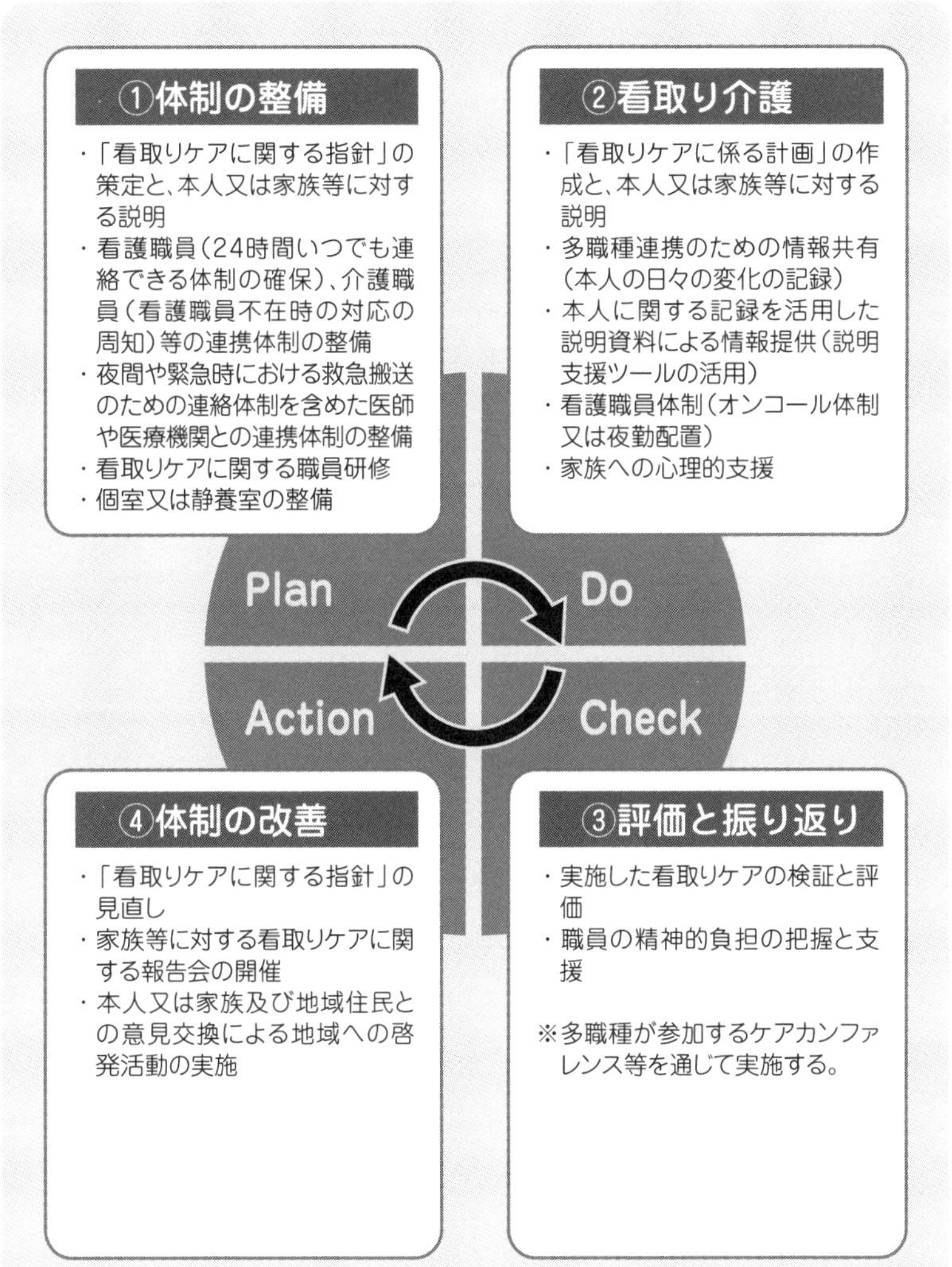
①体制の整備
・「看取りケアに関する指針」の策定と、本人又は家族等に対する説明
・看護職員（24時間いつでも連絡できる体制の確保）、介護職員（看護職員不在時の対応の周知）等の連携体制の整備
・夜間や緊急時における救急搬送のための連絡体制を含めた医師や医療機関との連携体制の整備
・看取りケアに関する職員研修
・個室又は静養室の整備
②看取り介護
・「看取りケアに係る計画」の作成と、本人又は家族等に対する説明
・多職種連携のための情報共有（本人の日々の変化の記録）
・本人に関する記録を活用した説明資料による情報提供（説明支援ツールの活用）
・看護職員体制（オンコール体制又は夜勤配置）
・家族への心理的支援
Plan
Do
Action
Check
④体制の改善
・「看取りケアに関する指針」の見直し
・家族等に対する看取りケアに関する報告会の開催
・本人又は家族及び地域住民との意見交換による地域への啓発活動の実施
③評価と振り返り
・実施した看取りケアの検証と評価
・職員の精神的負担の把握と支援
※多職種が参加するケアカンファレンス等を通じて実施する。

出典：厚生労働省老健局のデータを元に作成

4 看取りケアの手順

看取りの開始時期は、医師が総合的な所見から看取りと判断した場合です。医師でなくても、経験知から看取り時期と判断することができる看護職や介護職がいるかも知れませんが、死の判定は医師しかできませんし、死を迎えるためのケアですから医師の判定が必須です。

ケアの実施までの基本的な手順は以下のとおりです。

ステップ1 判断基準を定める

看取りケアを対応するうえで、「看取り」に移行する際の判断基準を定めておく必要がありますす。死は日々の関わりの延長線上にあると捉えるとともに、可能な限り「自宅での看取り」も想定して対応する必要があります。

ステップ2 本人の意思を確認する

意向確認書等によって本人（及び家族等）の事前確認を行うことになります。本人の意思表明が困難な場合及び入所時に確認できなかった場合には、後々の対応に難儀しますから事前に意思表示を得ておくことが大切です。

ステップ3 看取りのカンファレンスを実施する

「事前意向書」の内容を確認しながら、ケア方針を協議します。状況の変化等に応じて、対象者や家族とともにカンファレンスを実施し、ケアの仕方を確認します。

ステップ4 家族への状況説明

医学的回復が見込めなくなった段階までに、今後想定される状況と対応についての説明を行います。

ステップ5 看取りのケアプランを立てる

その人にふさわしい看取りケアのプランを策定します。「看取り」に対する施設の基本方針と対応の仕方に関する計画が看取りケアのプランです。

看取りケアのプランは、看取りケアを提供する専門職にとってのガイドラインであるばかりではありません。看取りケアを受ける本人及び家族にとっても必要なものなのです。

少なくとも、次の5つはケアプランの基本的な事柄ですし、説明を要する事柄です。

①看取り期において精神的・身体的状態にどのような変化が生じ、どのような対応が必要となるのかを説明します。
②段階ごとの捉え方を整理し、施設で対応すること、しないことを明確にします。
③施設で「看取り」を実施する場合の基本的手順とケア内容について丁寧に説明します。
④本人の「看取り」に関する意向について事前確認を行います。
⑤確認は、「意向確認書」等の記録に残し、必要に応じて計画内容の確認をして、見直し　を行います。

看取りケアのヒント

医師が判断した時から看取りは始まる

パート3

看取りケアに必要な医療行為とは何？

1 看取りケアに必要な医療行為とは

看取り期における医療は緩和医療が基本です。

そこでは、対象者のQOL（クオリティ・オブ・ライフ）をできるかぎり維持することに主眼を置いた、精神的側面を重視した総合的なケアの実践が求められます。

看取りに関する医療行為は以下のようになります。

①点滴（末梢静脈よりの点滴等）

口から水分や食事が摂れない場合に行います。

医療の目的は、水分・電解質・栄養素などの補充です。

②痰吸引

口腔や咽頭などに溜まった喀痰を吸引装置で吸引する行為です。

自分では呼吸しにくいときには、気管内挿管の処置を行う方法があります。気管内挿管とは、気管支から左右の肺に分岐する部分まで、口または鼻から管を挿入し気道を確保する方法のことです。次の1と2の状態では気管切開の処置がなされます。

1　病状により気道が狭くなっている場合

2　気管内挿管が2週間以上の長期に及ぶ場合

気管切開後は、喉に穴を開け、そこからカニューレ（チューブ）を気管内に入れます。気道を確保することで呼吸が楽になるからです。

③酸素吸入

酸素欠乏状態（低酸素症）に対して、高濃度の医療用酸素を一時的あるいは持続的に供給し、組織に十分な酸素を供給することが目的です。

吸入酸素濃度を増加させ、動脈血酸素分圧を正常に保つ行為です。

④褥瘡のスキンケア

褥瘡の治癒が目的です。

洗浄剤による洗浄、クリームの塗布、ドレッシング材の貼付等を行う行為です。

⑤経腸・経管栄養の維持

流動食によって栄養管理をすることが目的です。

経口摂取が不可能あるいは不十分で胃ろう等を造設した場合に、体外から消化管内に通したチューブを用いて行う行為です。

介護施設等で看取りを行う場合は、医師の協力、医療機関との連携体制が必須条件となります。協力医療機関である病院等と綿密に連絡を取り、３６５日、24時間の連絡体制（オンコール）を確保しなければなりません。

本人の状態や家族の意思に変更があった場合など、必要に応じて医療機関への入院支援を行う場合もあります。

看取りケアのヒント

看取りの医療は緩和医療が基本となる

2 看護師や介護職員の医療（補助）行為について

医療行為（法律用語は医行為）には行為者による分類として、医師の資格を有する者しか行うことができない絶対的医行為と医師以外の者でも行うことのできる相対的医行為があります。医師以外の者でも行うことのできる相対的医行為は、看護師などの医療関連職種の資格がある者が行う行為及び資格のない者でも行える行為があります。

◉医師が委譲できる行為

医師は、自らの管理・指導の下に相対的医行為にあたる医療行為を、看護師や介護職員に委譲することができます。しかし、従前は相対的医行為に関する範囲が明確でなかったこともあり、介護職員による医療行為が行われていた事実がありました。

◉在宅や施設での医療行為

医業とは、医療行為を「業」として行うことです（医師法第17条、註1参照）。「業」とは「反

※註1　**医師法17条**　医師でなければ、医業をなしてはならない。

復継続」する意思をもって、「不特定の人に対して行う行為」を言います。

①自分及び家族の行為

自分及び家族は特定者であり、不特定の人にあたりません。自分及び家族に対する行為は反復継続しても業にはならないということになります。

例えば、在宅医療においては、糖尿病患者が反復継続して自分自身でインスリン注射をしても、また家族にインスリンを注射してもらっても、医業にはあたりません。

②看護師の行為

看護師は、医師の指示がなければ医療行為を行うことができません。

通常、看護師は、不特定の人を相手に看護行為をしていますから、医師の指示がないと医療行為をすることはできないのですが、臨時応急の手当ては取扱いが異なります。

臨時応急の手当てには反復継続する意思がありませんから医業にあてはまりません。

そこで、医師の指示を得なくとも緊急避難的に行う医療行為は許されます（保助看法第37条、註2参照）。

③介護職員の行為

介護職員は、通常では、法律上、医師の指示あるいは看護師の指示があったとしても医療行

※註2　**保健師助産師看護師法第37条**　保健師、助産師、看護師又は准看護師は、主治の医師又は歯科医師の指示があつた場合を除くほか、診療機械を使用し、医薬品を授与し、医薬品について指示をしその他医師又は歯科医師が行うのでなければ衛生上危害を生ずるおそれのある行為をしてはならない。ただし、臨時応急の手当をし、又は助産師がへその緒を切り、浣腸を施しその他助産師の業務に当然に付随する行為をする場合は、この限りでない。

為を行うことはできません。

◉高齢者や障害者に対する医療行為

看護師あるいは介護職員の医療行為に対しては法的制限があります。

高齢者や障害者が医療を継続しながら施設などで生活したいとしても制約があります。

入院期間は短くなる傾向があり（長くなると診療報酬が少なくなる）、また療養病床の減少により医療依存度の高い要介護者には難儀な状態でした。

そこに、介護職が医療行為あるいは医療の補助行為を担わざるを得ない状況が生じていました。

そこで、**違法性の阻却**という解釈をしてきました。これは、目的の正当性、手段の相当性、法益衡量、法益侵害の相対的軽微性、必要性・緊急性が担保されれば違法性に乏しいという考え方です。その後、医療行為とみなされない医療補助行為が示されることになりました。

看取りケアのヒント

医療行為には医師しかできないものと、医師以外でもできるものがある

3 介護職員が行える医療行為とは

特養等の介護職員等が法制度のもと、医療行為を実施するためには一定の条件が必要になります。

喀痰吸引及び経管栄養を実施するのに必要な知識と技能を修得し、実地研修を修了した介護職員等は医師の指示の下、医療行為の一部が実施できます。

医療行為実施のための条件は次のとおりです。

介護福祉士の養成施設や養成学校を、平成28年度以降に卒業し、実地研修も受けている介護福祉士であることが条件です。

介護福祉士の登録をしていても、**実地研修を終了**していないと喀痰吸引等の医療行為は原則できません。

また、養成施設ルートからの**国家試験義務化が延期**されました。平成28年度（2016年度）に実施される予定でしたが、平成34年度（2022年度）から実施されることになりました。

平成29年度（２０１７年度）以降の国家試験に合格した介護福祉士は、実務経験が３年以上あり、かつ、実務者研修を修了することが要件となっています。

それ以外の介護福祉士やその他の介護職員などは、認定特定行為業務従事者認定証の交付を受ける必要があります。

看取りケアのヒント

介護職が医療行為を行うためにはいくつかの条件がある

4

医療行為に該当しないケアの実践

原則として医療行為ではない行為があります。

２００５年７月に厚生労働省より示された、『医師法第17条、歯科医 師法第17条及び保健師助産師看護師法第31条の解釈について』によって、医療行為ではない行為は、次の16項目（２００５年７月厚生労働省通知）とされています。

①爪切り
②体温測定
③血圧測定
④医薬品に関する介助
⑤湿布の貼り付け
⑥軟膏塗布
⑦点眼
⑧坐薬挿入

⑨浣腸
⑩パルスオキシメーターの装着
⑪耳垢の除去
⑫口腔内の清潔
⑬ネブライザーの介助
⑭軽い傷などの処置
⑮自己導尿のカテーテルの準備や体位保持
⑯ストーマ装具のパウチに溜まった排泄物を捨てる

◉医療行為の中身

前記のうち、⑤湿布の貼り付け、⑥軟膏塗布、⑦点眼、⑧坐薬挿入、⑮自己導尿のカテーテルの準備や体位保持についてはさほどの説明は必要ないと思いますが、その他については次のとおり補足します。

①爪切り

爪そのものに異常がない、爪の周囲の皮膚に化膿や炎症がない、糖尿病などの疾患にともなう専門的管理が必要でない場合に行えます。

こうした条件がすべて揃った時に、爪切りで爪を切ること及び爪やすりでやすりがけが可能です。

②体温測定

水銀体温計、電子体温計での腋の下体温測定

耳式電子体温計での外耳道の体温測定

③血圧測定

自動血圧測定器での血圧測定

④医薬品に関する介助はここに注意

次の6項目があります。

・皮膚への軟膏の塗布（褥瘡の処置を除く）
・皮膚への湿布の貼付
・点眼薬の点眼
・一包化された内用薬の内服（舌下錠の使用も含む）
・肛門からの坐薬挿入
・鼻粘膜への薬剤噴霧

医薬品の使用を介助するためには前提条件があります。

介護職員が医薬品を使用した介助ができる条件は、次の3つになります。医師、歯科医師または看護職員は、次の条件を確認する必要があります。

・対象者が、入院、入所して治療する必要がなく容態が安定していること
・薬の使用に関して医師や看護師による連続的な経過観察が必要でないこと。副作用の危険性の有無や投薬量の調整などのためには専門的な観察が必要になる
・介助する医薬品の使用方法そのものについて専門的配慮が必要でない場合

例えば、内用薬の場合は誤嚥の危険性が高いときや、坐薬の場合は肛門からの出血の危険が高ければ、専門的な配慮が必要になります。

前記3つの条件をすべて満たしていた場合に医薬品の使用の介助ができることになります。そして、専門職でなくても介助できることを本人または家族が知っていることが必要です。

本人または家族の依頼があれば、処方された医薬品の服薬指導を受け、看護師の保健指導、助言を守り介助することになります。

⑤浣腸

市販のディスポーザブルグリセリン浣腸器（使い捨ての浣腸器）を使用します。挿入部の長さが、５～６㎝程度以内、グリセリン濃度50％です。

容量にも制限があります。成人用の場合で40ｇ程度以下、６歳～12歳未満の小児用の場合は、20ｇ程度以下、１歳～６歳未満の幼児用の場合は、10ｇ程度以下です

⑥パルスオキシメーターの装着

パルスオキシメーター(pulse oximeter)とは、プローブを指先や耳などに付けて、侵襲しないで脈拍数と経皮的動脈血酸素飽和度（SpO_2）をモニターする医療機器です。侵襲とは、病気や怪我によるだけでなく、手術や医療処置等によって生体を傷つけることすべてをさします。

⑦耳垢の除去

耳垢塞栓の除去を除きます。耳垢塞栓とは、耳垢が固まって耳の穴（外耳道）が塞がれた状態です。

⑧口腔内の刷掃、清拭

重度の歯周病などがない場合に実施が可能です。歯ブラシ、綿棒、巻き綿子などで、歯、口腔粘膜、舌に付着した汚れなどを取り除きます。

⑨軽い傷などの処置

軽い切り傷、擦り傷、やけどなど専門的な判断や技術を必要としない処置です。例えば、汚物で汚れた場合のガーゼ交換などです。

⑩ストーマ装具のパウチに溜まった排泄物を捨てる

肌に装着したパウチの取り替えは除かれますが、パウチ交換は専門的な観察や処置が必要になります。

看取りケアのヒント

介護職でも医薬品を使用した介助ができる行為について対象者とその家族にも説明する

医療行為ではない行為は?

① 爪切り	② 体温測定	③ 血圧測定	④ 医薬品に関する介助
⑤ 湿布の貼り付け	⑥ 軟膏塗布	⑦ 点眼	⑧ 坐薬挿入
⑨ 浣腸	⑩ パルスオキシメーターの装着	⑪ 耳垢の除去	⑫ 口腔内の清潔
⑬ ネブライザーの介助	⑭ 軽い傷などの処置	⑮ 自己導尿のカテーテルの準備や体位保持	⑯ ストーマ装具のパウチに溜まった排泄物を捨てる

参考資料

「医師法第17条、歯科医師法第17条及び保健師助産師看護師法第31条の解釈について」

医政発第0726005号
平成17年7月26日

各都道府県知事　殿

厚生労働省医政局長

医師法第17条、歯科医師法第17条及び保健師助産師看護師法第31条の解釈について（通知）

医師、歯科医師、看護師等の免許を有さない者による医業（歯科医業を含む。以下同じ。）は、医師法第17条、歯科医師法第17条及び保健師助産師看護師法第31条その他の関係法規によって禁止されている。ここにいう「医業」とは、当該行為を行うに当たり、医師の医学的判断及び技術をもってするのでなければ人体に危害を及ぼし、又は危害を及ぼすおそれのある行為（医行為）を、反復継続する意思をもって行うことであると解している。

ある行為が医行為であるか否かについては、個々の行為の態様に応じ個別具体的に判断する必要がある。しかし、近年の疾病構造の変化、国民の間の医療に関する知識の向上、医学・医療機器の進歩、医療・介護サービスの提供の在り方の変化などを背景に、高齢者介護や障害者介護の現場等において、医師、看護師等の免許を有さない者が業として行うことを禁止されている「医行為」の範囲が不必要に拡大解釈されているとの声も聞かれるところである。

このため、医療機関以外の高齢者介護・障害者介護の現場等において判断に疑義が生じることの多い行為であって原則として医行為ではないと考えられるものを別紙の通り列挙したので、医師、看護師等の医療に関する免許を有しない者が行うことが適切か否か判断する際の参考とされたい。
なお、当然のこととして、これらの行為についても、高齢者介護や障害者介護の現場等において安全に行われるべきものであることを申し添える。

（別紙）

1　水銀体温計・電子体温計により腋下で体温を計測すること、及び耳式電子体温計により外耳道で体温を測定すること

2　自動血圧測定器により血圧を測定すること

3　新生児以外の者であって入院治療の必要がないものに対して、動脈血酸素飽和度を測定するため、パルスオキシメータを装着すること

4　軽微な切り傷、擦り傷、やけど等について、専門的な判断や技術を必要としない処置をすること（汚物で汚れたガーゼの交換を含む。）

5　患者の状態が以下の3条件を満たしていることを医師、歯科医師又は看護職員が確認し、これらの免許を有しない者による医薬品の使用の介助ができることを本人又は家族に伝えている場合に、事前の本人又は家族の具体的な依頼に基づき、医師の処方を受け、あらかじめ薬袋等により患者ごとに区分し授与された医薬品について、医師又は歯科医師の処方及び薬剤師の服薬指導の上、看護職員の保健指導・助言を遵守した医薬品の使用を介助すること。具体的には、皮膚への軟膏の塗布（褥瘡の処置を除く。）、皮膚への湿布の貼付、点眼薬の点眼、一包化された内用薬の内服（舌下錠の使用も含む）、肛門からの坐薬挿入又は鼻腔粘膜への薬剤噴霧を介助すること。

(1)患者が入院・入所して治療する必要がなく容態が安定していること

(2)副作用の危険性や投薬量の調整等のため、医師又は看護職員による連続的な容態の経過観察が必要である場

合ではないこと
(3)内用薬については誤嚥の可能性、坐薬については肛門からの出血の可能性など、当該医薬品の使用の方法そのものについて専門的な配慮が必要な場合ではないこと

注1　以下に掲げる行為も、原則として、医師法第17条、歯科医師法第17条及び保健師助産師看護師法第31条の規制の対象とする必要がないものであると考えられる。
(1)爪そのものに異常がなく、爪の周囲の皮膚にも化膿や炎症がなく、かつ、糖尿病等の疾患に伴う専門的な管理が必要でない場合に、その爪を爪切りで切ること及び爪ヤスリでやすりがけすること
(2)重度の歯周病等がない場合の日常的な口腔内の刷掃・清拭において、歯ブラシや綿棒又は巻き綿子などを用いて、歯、口腔粘膜、舌に付着している汚れを取り除き、清潔にすること
(3)耳垢を除去すること（耳垢塞栓の除去を除く）
(4)ストマ装具のパウチにたまった排泄物を捨てること（肌に接着したパウチの取り替えを除く）
(5)自己導尿を補助するため、カテーテルの準備、体位の保持などを行うこと
(6)市販のディスポーザブルグリセリン浣腸器（※）を用いて浣腸すること
※　挿入部の長さが5から6センチメートル程度以内、グリセリン濃度50％、成人用の場合で40グラム程度以下、6歳から12歳未満の小児用の場合で20グラム程度以下、1歳から6歳未満の幼児用の場合で10グラム程度以下の容量のもの
注2　上記1から5まで及び注1に掲げる行為は、原則として医行為又は医師法第17条、歯科医師法第17条及び保健師助産師看護師法第31条の規制の対象とする必要があるものでないと考えられるものであるが、病状が不安定であること等により専門的な管理が必要な場合には、医行為であるとされる場合もあり得る。このため、介護サービス事業者等はサービス担当者会議の開催時等に、必要に応じて、医師、歯科医師又は看護職員に対

して、そうした専門的な管理が必要な状態であるかどうか確認することが考えられる。さらに、病状の急変が生じた場合その他必要な場合は、医師、歯科医師又は看護職員に連絡を行う等の必要な措置を速やかに講じる必要がある。

また、上記1から3までに掲げる行為によって測定された数値を基に投薬の要否など医学的な判断を行うことは医行為であり、事前に示された数値の範囲外の異常値が測定された場合には医師、歯科医師又は看護職員に報告するべきものである。

注3　上記1から5まで及び注1に掲げる行為は原則として医行為又は医師法第17条、歯科医師法第17条及び保健師助産師看護師法第31条の規制の対象とする必要があるものではないと考えられるものであるが、業として行う場合には実施者に対して一定の研修や訓練が行われることが望ましいことは当然であり、介護サービス等の場で就労する者の研修の必要性を否定するものではない。また、介護サービスの事業者等は、事業遂行上、安全にこれらの行為が行われるよう監督することが求められる。

注4　今回の整理はあくまでも医師法、歯科医師法、保健師助産師看護師法等の解釈に関するものであり、事故が起きた場合の刑法、民法等の法律の規定による刑事上・民事上の責任は別途判断されるべきものである。

注5　上記1から5まで及び注1に掲げる行為について、看護職員による実施計画が立てられている場合は、具体的な手技や方法をその計画に基づいて行うとともに、その結果について報告、相談することにより密接な連携を図るべきである。上記5に掲げる医薬品の使用の介助が福祉施設等において行われる場合には、看護職員によって実施されることが望ましく、また、その配置がある場合には、その指導の下で実施されるべきである。

注6　上記4は、切り傷、擦り傷、やけど等に対する応急手当を行うことを否定するものではない。

パート 4

看取りケアの進め方はどうしたらいいの？

1 看取りケアの方針の説明と意思確認

高齢者ケアの基本は「尊厳の維持」であり、介護施設の場合でも利用者がその人らしく生き、その人らしい最期が迎えられるよう支援を行うことが求められます。

看取りケアの支援も同じであり、利用者本人と家族の望みを叶え、安らかな最期を迎えることができるように、最期の迎え方についての気持ちを敏感に受け止めておく必要があります。

看取りケアは日常的なケアの延長線上にあるものとして捉え、利用者本人と家族が納得して最期を迎えられるよう、

①充分な説明

②意思疎通

が重要です。

①充分な説明➡施設の看取りケアの方針の説明

入所の際、「最期を安らかに過ごす場所の選択」ができるように、看取りケアに関する指針

を本人と家族へ説明します。
施設における看取りケアの考え方や、施設において対応可能な医療行為の選択肢、医師や医療機関との連携体制、本人や家族との話し合いや同意、意思確認の方法、本人や家族の思いをどのように支えるか等について話し合いをします。

②意思疎通➡死生観や最期の場所の希望の確認

入所の際、生前指示書をもとに、本人や家族がどのように最期まで生活することを望むかを把握し、その希望が現実的に可能なことかどうかを、本人と家族、職員の間で話しておくことが必要です。家族には意思決定を急がせず、一旦決めたことでもいつでも変更できることを伝えておきます。

看取りケアのヒント

まずは看取りケアに対する方針を説明する

自己決定書（生前指示書）・例

平成　年　月　日

自己決定書（生前指示書）・例

私が、意思決定できなくなったときあるいは医学的知見に基づき回復の見込みがないと診断された場合は、以下のとおりにして下さい。

1. 終末期を過ごす場所は
（1）苦痛緩和の医療と自然な看取り介護を受けたい□
（2）病院で延命治療を受けたい□
（3）最期は自宅で看取って下さい（看取りたい）□
（4）その他□（　　　　　　　　　　　　　）

2. 食事や水分が摂れなくなり脱水や衰弱がみられるような状態になった時は
（1）できる限り口から食べることにして、食べられる分だけ食べ、自然な経過で看取って下さい□
（2）脱水症状等のときは水分補給のために必要なだけ点滴注射をして下さい□
（3）医師の指示によって経管栄養による栄養を補給して下さい□
（4）好きな食べ物あるいは好きな飲み物が摂れるようにして下さい□

3. 付き添いは
（1）家族ができる範囲で付き添います□
（2）できるだけ多く面会に来たいと思います□
（3）施設に任せ、臨終に際しては家族に連絡して下さい□
（4）臨終時にはこの人（　　　　　）に会わせて下さい□

4. 旅立ちは
（1）衣装は自分の思い出のもの（　　　　　　）を着たいと思います□
（2）衣装は施設で用意したもので結構です□

5. その他希望することは

（1）

（2）

（3）

その他

入所者氏名＿＿＿＿＿＿＿＿　身元引受人氏名＿＿＿＿＿＿＿＿印（続柄　　　）

参考資料

人生の最終段階における医療の決定プロセスに関するガイドライン

厚生労働省・平成19年5月（改訂平成27年3月）

1　人生の最終段階における医療及びケアの在り方

①医師等の医療従事者から適切な情報の提供と説明がなされ、それに基づいて患者が医療従事者と話し合いを行い、患者本人による決定を基本としたうえで、人生の最終段階における医療を進めることが最も重要な原則である。

②人生の最終段階における医療における医療行為の開始・不開始、医療内容の変更、医療行為の中止等は、多専門職種の医療従事者から構成される医療・ケアチームによって、医学的妥当性と適切性を基に慎重に判断すべきである。

③医療・ケアチームにより可能な限り疼痛やその他の不快な症状を十分に緩和し、患者・家族の精神的・社会的な援助も含めた総合的な医療及びケアを行うことが必要である。

④生命を短縮させる意図をもつ積極的安楽死は、本ガイドラインでは対象としない。

2　人生の最終段階における医療及びケアの方針の決定手続

人生の最終段階における医療及びケアの方針決定は次によるものとする。

（1）患者の意思の確認ができる場合

①　専門的な医学的検討を踏まえたうえでインフォームド・コンセントに基づく患者の意思決定を基本とし、多専門職種の医療従事者から構成される医療・ケアチームとして行う。

②治療方針の決定に際し、患者と医療従事者とが十分な話し合いを行い、患者が意思決定を行い、その合意内容を文書にまとめておくものとする。

前記の場合は、時間の経過、病状の変化、医学的評価の変更に応じて、また患者の意思が変化するものであることに留意して、その都度説明し患者の意思の再確認を行うことが必要である。

③このプロセスにおいて、患者が拒まない限り、決定内容を家族にも知らせることが望ましい。

（2）患者の意思の確認ができない場合

患者の意思確認ができない場合には、次のような手順により、医療・ケアチームの中で慎重な判断を行う必要がある。

①家族が患者の意思を推定できる場合には、その推定意思を尊重し、患者にとっての最善の治療方針をとることを基本とする。

②家族が患者の意思を推定できない場合には、患者にとって何が最善であるかについて家族と十分に話し合い、患者にとっての最善の治療方針をとることを基本とする。

③家族がいない場合及び家族が判断を医療・ケアチームに委ねる場合には、患者にとっての最善の治療方針をとることを基本とする。

（3）複数の専門家からなる委員会の設置

上記（1）及び（2）の場合において、治療方針の決定に際し、

・医療・ケアチームの中で病態等により医療内容の決定が困難な場合

・患者と医療従事者との話し合いの中で、妥当で適切な医療内容についての合意が得られない場合

・家族の中で意見がまとまらない場合や、医療従事者との話し合いの中で、妥当で適切な医療内容についての合意が得られない場合等については、複数の専門家からなる委員会を別途設置し、治療方針等についての検討及び助言を行うことが必要である。

2 看取りケアのプロセス

ステップ1◉　医師の診断「インフォームド・コンセント」…………●

医師が「一般に認められている医学的知見に基づき回復の見込みがない」と診断した場合、医師から家族へインフォームド・コンセント（説明と同意）を行います。

必要以上の過度な医療処置をしないで施設内で対応可能な範囲で対応し、安らかな最期を迎えることについて、本人や家族に充分な説明を行い、自己決定を支援する説明と同意のことです。

ステップ2◉　看取りケアについて説明し、同意を得る…………●

看取りを支援するために看取りケアの具体的内容について、本人または家族に事前に理解を得ておきたいものです。具体的な内容は次のようになります。

①ボディケア

・バイタルサインの確認・環境の整備を行う

・清潔を配慮して、栄養と水分補給を適時適切に行う

看取りケア計画書に記入する内容

項目	内容
環境整備	居室、室温、採光、換気、音楽、お花
栄養・食事	好物、食事形態の配慮、水分・栄養補給、体重計測
清潔	入浴、清拭、足浴
排泄	食事・水分摂取量と尿量・排便量の把握、排泄の支援
疼痛緩和	ポジショニング・除圧の工夫、マッサージ、温シップ
精神的支援	訪室・声かけ、スキンシップ、家族の協力

何気ない日常の環境が大切になる！

・排泄ケアを適時適切に行う
・発熱、疼痛への配慮をする
②メンタルケア
・身体的苦痛に配慮する
・コミュニケーションを重視する
・プライバシーを配慮する
③医療的処置
・医師の指示に基づき必要な処理を行う
④家族支援
・話しやすい環境をつくる
・期待や課題に誠心をもって対応する
・家族の身体的、精神的負担を軽減する
・死後の援助をする

ステップ3● カンファレンスを開催する（必要に応じて複数回）……●

看取り期は、必要以上に医療処置に頼らず、人生の終焉《しゅうえん》を本人や家族の思いを大切にしながら過ごすことができる期間です。本人や家族の思いを支えるために、カンファレンスを多職種協働で開催し、各専門職の役割や関わり方を明らかにする必要があります。

ステップ4◉　看取りケア計画作成（状態の変化に応じ随時変更）……………●

できるだけ本人と家族の意思を踏まえて作成します。計画書には、76頁～77頁の内容などを記述します。

ステップ5◉　看取りケアの実践……………●

看取りケアは、身体の衰弱にともない栄養摂取や訪室など最期までの時間を一緒に過ごすために、より手厚いケアが必要になります。

血圧・脈拍数・呼吸・体温・経皮的動脈血酸素飽和度（SpO_2）等の測定値を記録しながら異変があれば医師・家族と連携を図ります。さらに、家族等へケアの情報提供を行います。

経皮的動脈血酸素飽和度（SpO_2）とは、動脈血中のヘモグロビンが酸素とどのくらい結合しているかをパーセントで表示したものです。飽和度（saturetion）のS、脈拍（pulsation）のp、酸素のO_2を合わせて、SpO_2と表現されています。SpO_2の正常値は90～100％です。

ステップ6◉　死亡直前……………●

血圧の低下や尿量の減少、喘鳴など死が近づくときの兆候を的確に把握し、必要に応じて医師と連絡を取りながら状態を観察します。安楽なポジショニング、スキンシップなどにより施設全体が協力して寄り添います。家族は不安を抱くものなので、家族が落ち着いて最期までの時間を過ごせるよう、死亡直前に出る症状について説明し不安を取り除きます。

ステップ7◉　逝去時にすべきこと……………………………●

医師の死亡診断後、本人の尊厳を守るだけでなく、残された家族が少しでも納得感や満足感をもてるように逝去後の処置・死化粧を行います。家族が希望された場合には、気持ちに配慮しながら逝去後の処置を一緒にしたり、家族の話を傾聴したり、職員からも生前のエピソード等を語りながら、ともに悲しみを分かち合う時間が大切です。

ステップ8◉　逝去後……………………………………………●

退所手続きや行政への届出方法など、家族が希望された場合には、通夜・葬儀等家族の気持ちが落ち着くところまで支援します。振り返りカンファレンスでは、生前を偲ぶとともに職員の研修の機会にもなります。看取りケアの経過を振り返り、気持ちの整理を付けたり、各専門職の良かった点や職員が頑張った点などを明らかにし、今後の看取りケアにつなげていきます。家族へ看取りケアに関するアンケートを実施し、家族の意見や感想をフィードバックします。

看取りケアのヒント

看取りケアのプロセスを説明し、同意を得る

ステージ	日常	安らかな死への 準備期間	
対応例	ご本人・ご家族とのより良い関係づくり 医師・医療機関とのより良い関係づくり ご本人・ご家族の死生観や最期の場所の希望の確認	【状態例】 ○意欲の喪失、ベッド上あるいは居室で過ごすことが多い ○会話はできるが、刺激をしないと発語が少ない ○何かをしようとすることが減る（気分の低下） ○食事摂取量の低下 ○臥床時間が長くなる ○周囲への関心が無くなる ○倦怠感が強い、悲観的になる、イライラすることがある 【対応例】 ◎尊厳の維持、共有、共感 ◎ご本人の生きる意欲を高める。精神的支援 ◎ご家族との関係は「説明と同意」から「相談と協働」へ ◎医療面では「最高」ではなく「最善」の選択を心がける ◎身体の苦痛を緩和し、身体的不自由さを補う ⇕記録は詳細かつ正確に書く	【状態例】 ○昼夜の区別がつかなくなる ○傾眠状態で呼びかけへの反応が低下する ○経口摂取が低下する ○自動運動（手足を動かす行為）が低下する ○呼吸が浅くなる ○顔色が白っぽくなる

看取りケア計画書に記入する内容

死にゆく過程の最終局面	臨終	その後
【対応例】 ◎「することの大切さ」以上に「そばにいることの大切さ」 ◎こまめに訪室する ◎苦痛の緩和（安楽な体位等） ◎声かけ、手足や体をさする、スキンシップを取る ◎好きな食べ物を少しずつ、時間をかけて食べてもらう ◎体の清潔を保つ ◎ご家族への精神的支援 ◎亡くなった時に着用する寝衣の確認 ◎記録は詳細かつ正確に書く	**【状態例】** ○問いかけに反応なし（意識レベルの低下） ○呼吸の数が浅く、少なくなる、無呼吸が見られる ○脈拍は徐脈になる ○尿量が少なくなる ○低体温になる ○血圧が低下、聴診器で血圧が測れない **【対応例】** ◎医師・看護師と連絡を取りながら対応する ◎ご家族と共に見守る ◎声かけ、手足や体をさする、スキンシップを取る	**【対応例】** ◎ご家族と共に悲しみを分かち合う ◎死後の処置 ◎お別れ、通夜、葬儀 ◎ご家族へのグリーフケア ◎職員の振り返りカンファレンス

3

看取りケアの記録と同意書

看取り期には、本人の身体機能の低下にともない、さまざまな状態変化が現れます。経過や傾向等についていて家族にわかりやすく説明するため、説明支援ツールを活用すると理解が深まります。

①ケアの記録

本人の状態や実施したケアを家族にこまめに伝えるためのツールが記録です。家族からのメッセージ欄を設けるなど、施設と家族との円滑なコミュニケーションの促進に役立てることもできます。

②看取りケア同意書

医師が一般に認められている医学的知見に基づき、回復の見込みがないと診断した時点で交わす書類です。

同意書の項目は、「延命治療の有無」「看取りの場所」「看取りケアに関すること」等になります。

そもそも、看取りケア同意書は、尊厳を尊び、苦痛を緩和する等について、説明を行い、同意を得るためのものです。

予想される身体的変化や施設での対応について施設側が説明し、本人や家族が確認・同意したことを証明するものです。

看取りケアのヒント

本人や家族にわかりやすく説明するにはツールが必要

日々の様子を共有するための記録様式・例

日時	血圧	体温	脈拍	酸素 飽和度	ご本人の様子 （食事·水分·排泄など）	ご家族からの 希望
／ ：						
／ ：						
／ ：						
／ ：						
／ ：						
／ ：						
／ ：						

看取りケアについての同意書・例

平成　年　月　日

看取りケアについての同意書・例

私は、（入所者氏名）の看取りケアについて、医師の診断と看取りケア計画書に基づく対応について説明を受け、私どもの意向に沿ったものであり、施設における下記の内容を確認し同意いたします。

記

1. 延命治療
平成　年　月　日をもって、医療機関での治療等、ご本人に苦痛を伴う処置及び延命治療は行いません。

2. 看取りの場所
危篤な状態に陥った場合、病院への搬送は希望しないことを確認し、当施設にて最期まで看取ります。

3. 尊厳
ご本人の意思及び尊厳を尊び、身体的、精神的援助を行います。

4. 苦痛の緩和
医師と相談し、医師の指示あるいは支持を仰ぎながら、苦痛や痛みを和らげる方法で看取りケアを行います。

5. ケアの仕方
ご本人あるいはご家族の希望に沿ったケアを心掛け、情報の共有に努めます。

6. ご本人あるいはご家族の希望
ご意向に沿ったケアをさせていただきます。
ご意向に変化があった場合は、その都度対応を見直します。

以上

施設長（管理者）殿

4

逝去時のケアの留意点

家族の悲しみや感謝の気持ちが十分表出できるように援助し、適宜、時間や場をつくります。本人及び家族の希望があれば、それに沿った方法で看取りケアをします。

逝去時のケアの留意点は7つあります。

1 家族が本人のそばにいられるように、ベッドサイドに椅子を準備し勧めます。

2 看取りケア専門職が家族をさしおかないようにします。

3 呼吸停止の徴候がみられたら医師が心肺停止を確認できるように家族に説明します。

4 医師が、瞳孔反射がないことも確認し、死亡確認したことと、その時刻を家族に告げ医師とともに、本人及び家族に一礼します。

5 家族に敬意を示し、慰労を表す言葉をかけます。

6 家族だけでお別れをしてもらいます。家族の希望があれば末期の水（コップに入れた水と綿棒）を家族に渡しておきます。

7　10分前後、家族だけのお別れの様子をみてから逝去後のケアをする時間、ケアへの参加などについて家族と相談します。

逝去後のケアは、本人の尊厳を守り、丁寧かつ迅速に行います。家族に声をかけながら、家族が最期までケアできたと思えるように配慮します。逝去後のケアは多くは看護師が行いますが、まずは、医療器具の抜去です。その後は、看護師を中心としてケア専門職が共同して逝去後のケアを行います。家族に声をかけて、一緒に入ってもらう場合もあります。

（1）医療器具抜去後の処置

注射針痕には、ガーゼを当て防水性のドレッシング材を貼ります。絆創膏は肌色のものを使用して、ガーゼは小さく切るなど目立たないようにします。

（2）創傷部位の手当

褥瘡など湿性の体液及び膿のある創傷部は、十分にガーゼをあてて防水性のドレッシング材を貼ります。

（3）口腔ケア

口腔内は、ガーゼ、歯ブラシ、柔らかいスポンジなどを用いて清拭します。舌苔はきれいに除去し、舌の裏も丁寧に拭いて、口腔からの異臭を予防します。口腔内には水分が残らないようにきちんと拭き取ります。唇が乾燥している場合、リップクリームなどを塗ります。その後、義歯を装着します。義歯は、歯茎が退化していることにより合わせづらくなっていることがあります。歯の欠損がある場合、含み綿などで歯のない部分を補正して整えることも必要です。

（4）胃内容物及び排泄物の処理

顔を左右いずれかに向けて、胃部を圧迫して胃の内容物を出します。下腹部のマッサージを行い、圧迫して残った尿と便を出します。直腸内の指診により便の有無を確認します。

（5）腔部の詰めもの

体内の分泌物が出ないように詰めものをします。鼻、口、耳、肛門、膣の順番に綿を詰めます。詰めるときに割り箸を使用する場合は、皮膚や粘膜を傷つけないように十分に配慮して行います。

①鼻及び耳

鼻腔、耳朶、外耳などは綿棒できれいに拭き取ります。

血液が付着している場合は取り除きます。青梅綿を入れて、脱脂綿を外から見えないように詰めます。

②口

舌を指先で押さえながら巻き込まないようにして、喉の奥まで青梅綿を入れて、脱脂綿を外から見えないように詰めます。

③肛門

体の向きを左側にして脱脂綿、青梅綿を入れます。場合によっては、紙おむつをあてます。

④膣

仰向けの状態で脱脂綿、青梅綿を入れます。

（6）全身清拭

全身の清拭を行います。

清拭の温度は微温等（37～40℃）を使用します。

（7）着衣

逝去時の衣服は、家族に確認します。本人が好んでいた着物など家族が最期に着せたいと考えている衣服があることも多いです。

一般的に、着物は左前にします。ただし宗教などにより異なることもありますので、確認が必要です。

（8）整容

①**髪**

櫛を入れ、髪を整えます。

②**髭そり**

電気カミソリや二枚刃の剃刀を使用して、そり残しのないようにします。

③**爪切り**

手と足の爪切りを行います。

④**死化粧**

女性は薄化粧をします。
男性の場合は家族に確認して行います。

看取りケアのヒント

死後のケアは、対象者の尊厳を守り、丁寧かつ迅速に行う

5 家族への心理的支援に関する考え方【グリーフケア】

看取り期は、本人や家族の気持ちが揺れ動くことがありますし、不安に思っていることも多いものです。

意思決定を急がさせずに、本人の状態に応じて施設として柔軟に対応できること、一旦決めたことでもいつでも変更できることを伝えておくことが重要です。

死後の処置の際に、悲しみやつらい気持ちを家族と分かち合い、寄り添って行うことが、家族にとってのグリーフケア（悲嘆への支援）にもなります。

家族が望む場合にはその後にも家族との関係を継続し、特に家族の悲嘆が大きい時には、できるだけ家族を労い、家族にとって納得のいく最期であったと思えるように支援します。

看取りケアのヒント

家族に対して心理的な支援が必要である

6 介護施設における看取りケアの進め方【例・特別養護老人ホーム】

特別養護老人ホームにおける看取りケアに関する役割、看取りケアの進め方などを例示します。

（1）看取りケアに関する役割

看取りケアに対する職種別の役割を以下のとおり例示します。

【施設長】
①総括管理者
②実践の最高責任者

【医師】
①看取りケア期の診断及び開始を指示する

②家族への説明（インフォームド・コンセント）を行う
③急変等緊急時、夜間帯の対応とケア担当者に対する指示をする
④連携（協力）病院との連携及び調整を行う
⑤必要な都度、定期的カンファレンスに参加する
⑥死亡確認、死亡診断書等関係記録を作成する

【生活相談員、介護支援専門員】

①継続的に家族を支援する（連絡、説明、相談、調整）
②多職種協働のチームケアを促進するために連携を強化する
③カンファレンスを定期的に開催し、参加する
④急変緊急時、夜間帯の対応マニュアルを作成し、周知徹底し、見直しを行う
⑤死後のケアとしてカンファレンスを開催し、家族に対する支援及び身辺整理を行う

【看護師】

①医師または連携（協力）病院との連携を密にしてケアの質向上のために提言する
②看取りケアを行うにあたり多職種協働のチームケアを確立し、維持する
③看取りケアに携わるスタッフに対する死生観教育を行い、スタッフからの相談に応じる
④看取りケア期における状態を観察し、観察結果に応じて必要な処置と対応を行う

⑤医師の指示のもと疼痛を緩和する処置を行う
⑥オンコール体制等急変時の対応マニュアルを作成し、維持する
⑦随時、家族への説明を行い、不安を緩和するための措置を行う
⑧ケアカンファレンスを定期的に開催し、参加する

【管理栄養士】

①本人の栄養状態及び嗜好に応じた飲食を開発し、提供する
②食事、水分について摂取量を把握する
③栄養クリニックなどカンファレンスを定期的に開催し、参加する
④必要に応じて家族へ飲食を提供する

【ケアスタッフ】

①日々の食事、排泄、清潔保持等ケアを実践する
②医師及び看護師の指示のもと身体的、精神的緩和ケアを行い、安楽な体位を保持する
③スタッフ間のコミュニケーションを密にする
④看取りケアの状態観察、食事・水分摂取量の把握、浮腫、尿量、排便量等の全身状態の観察を行い、経過記録を作成する
⑤カンファレンスに参加する

⑥状態観察のために訪室を行う

（２）看取りケアの実施

栄養の保持、清潔維持、苦痛緩和、家族の意向確認等看取りケアを実施する留意点は次のとおりです。

①栄養と水分の保持

他職種が協力し、本人の食事・水分摂取量、浮腫、尿量、排便量等の確認を行います。

本人の身体状況に応じた食事の提供や好みの食事等の提供に努めます。

②清潔維持

本人の身体状況に応じて、入浴や清拭を行います。

清潔保持と感染症予防対策を行います。

③苦痛の緩和

本人の身体状況に応じた安楽な体位保持を工夫します。

医師及び看護師の指示を受け、疼痛緩和等の処置を適切に行います。

身体機能の衰弱、精神的苦痛に対して共感的な支援を行います。例えば、手を握る、体をマッサージする、寄り添う等のスキンシップ、声かけによるコミュニケーションに努めます。

④家族の意向確認

身体状況やケア内容については、医師から本人または家族に定期的に説明を行い、本人または家族の意向に沿った適切な対応を行います。

継続的に家族の精神的援助を行い、本人、家族から求められた事項について説明と援助を行い、カンファレンスにおいて家族の意向を伝達します。

(3) 死亡時の援助

医師による死亡確認後、死化粧を行います。
看取りケアに携わったスタッフで葬送のお別れをします。

(4) 逝去後の援助

必要および家族の依頼に応じて葬儀の連絡、調整、遺留金品引渡し、荷物の整理、相談対応等家族支援を行います。

(5) 看取りに関する職員教育

看取りケアの目的を明確にし、次のような死生観教育等看取りケアのための教育を行い、看取りケアに対する理解を促進します。

①看取りケアの指針を共有し、看取りケアの意義を理解する
②霊的なケアを蔑《ないがし》ろにしないために死生観教育を実施する

③看取り期に起こりうる身体的・精神的変化に対応する
④夜間・急変時に対応する
⑤看取りケアを実施するためにチームケアの目的を理解する
⑥家族への援助法を習得する
⑦看取りケアについての評価や検討の仕方を学ぶ

（6）本人、家族に対する支援

継続的に本人や家族の状況を把握します。
訪問、電話等での連絡を行い、ケア面、精神面での援助を確実に行います。
逝去後の援助として必要に応じて家族支援を行います。

看取りケアのヒント

チームをつくり、ケアを行う

7 在宅での看取りケア【例・訪問看護ステーションによる在宅ケア】

（1）看取り期

看取り期は、次の2つから決まります。

①医師の医学的知見からみて、心身機能の障害や衰弱が著明で明らかに回復不能な状態です。
②近い将来確実に死に至ることが差し迫っている状態と判断した状態です。

看取りケアについて医師から本人及び家族に判断内容を説明し、看取りができるように計画を作成し、看取り期を医療やケアを受けて過ごすことに同意を得て、開始し、実施することになります。

（2）医師による説明

在宅で看取りを行うためには、死が間近に迫っていることを家族に理解してもらう必要があります。

医師は、家族に連絡をとり、日時を定めて、訪問看護師などの立ち合いのもと家族への説明を行います。

（3）看取りの実施

家族が在宅で看取りを行うことを希望した場合、医師による訪問看護指示書に基づいて訪問看護師は看護計画を作成します。

介護保険サービスの利用者には介護支援専門員が、医師、訪問看護師、訪問介護員等と協働してケア計画を作成します。

（4）看取りにおける職種の役割

①医師

・看取り時期の判断
・家族への説明（インフォームド・コンセント）
・緊急時、夜間帯の対応と指示
・各協力病院との連携、調整
・定期的カンファレンス開催への参加
・死亡確認、死亡診断書等関係書類の記載

②訪問看護師

・医師や協力病院との連携強化を図る
・看取りにあたり多職種協働のチームケアの連携強化
・緊急時、夜間帯の緊急マニュアルの作成と周知徹底
・看取りに携わる職種への死生観教育と他職種からの相談機能
・看取り期における状態観察の結果に応じて、必要な処置への準備と対応を行う
・疼痛緩和
・随時の家族への説明と、その不安への対応
・定期的カンファレンス開催への参加

③訪問介護員

・状態に応じた食事、排泄、清潔保持の提供
・身体的、精神的緩和ケアと安楽な体位の工夫
・本人、家族と十分にコミュニケーションをとる
・看取りの状態観察、食事、水分摂取量の把握、浮腫、尿量、排便量等のチェックときめ細やかな経過記録の記載
・いつもと違う状態（呼吸・意識・顔色など）の時は訪問看護師に連絡する

（事前に訪問看護に連絡する具体的な状態を確認しておく）
・定期的カンファレンス開催への参加

④介護支援専門員

・継続的な家族支援（連絡、説明、相談、調整）
・看取りにあたり多職種協働のチームケアの連携強化
・定期的カンファレンス開催への参加
・死後のケアとしての家族支援と身辺整理
・緊急時連絡方法の確認

（5）看取りに関する職員教育

看取りの目的を明確にし、死生観教育等について実施します。

①看取りの理念と理解
②死生観教育、死へのアプローチ
③看取り期に起こりうる身体的・精神的変化への対応
④夜間・急変時の対応
⑤看取り実施にあたりチームケアの充実
⑥看取り期の介護方法及び技術

⑦家族の支援法
⑧看取りについての検討会
⑨看取りに関する計画書作成記録の充実
⑩報告・連絡の確認

看取りケアのヒント

専門職の役割を理解し連携し、報告・連絡の徹底を図る

看取りケアに関するカンファレンス経過表・例

日時	参加者	内容	記録者
	医師		
	歯科医師・歯科衛生士		
	看護師		
	介護職員		
	リハビリ		
	管理栄養士		
	薬剤師		
	介護支援専門員		
	本人・家族		
	その他		
	医師		
	歯科医師・歯科衛生士		
	看護師		
	介護職員		
	リハビリ		
	管理栄養士		
	薬剤師		
	介護支援専門員		
	本人・家族		
	その他		

看取りケアカンファレンスの記録・例

年　　月　　日(　　)　　　　　　　　　記録者氏名

施設名：

カンファレンス日時：

カンファレンス参加者：

看取りケア対象者：

カンファレンスの記録

1. 内容

2. 提案事項

3. 討議内容

4.決定事項

5. 持越し事項

自分自身の課題

看取りケアの記録・例

年　　月　　日（　　）　看取り期第　　日目　ケア担当者氏名

施設名
看取りの対象者

本日の記録

時間	ケアの項目	ケアの内容

申し受け＆申し送り事項

申し受け事項

申し送り事項

チームリーダーのコメント

看取りケア個別課題提言書・例

第　　週　　　　年　　月　　日（　　）　　ケア担当者氏名

看取りケア対象者氏名

看取りケアの改善課題

課題とする理由・根拠（きっかけ，状況，不具合，自分の仮説など）

提言（看取りケアの実践内容、検証項目、改善内容等）
1．ケアの実践内容

2．検証項目

3．改善内容
（1）なぜ困っているのか

（2）どうしたらよいと思うか

（3）いつ行ったらいいか

（4）誰が行ったらいいか

死後のカンファレンス記録・例

実施日　　年　　月　　日(　　)　　　記録担当者氏名

看取りケア対象者氏名	看取りケアチーム名
①看取りケアの目標が明確で内容に一貫性があった。	1・2・3・4・5
②看取りケアの内容は適切だった。	1・2・3・4・5
③看取りケアチーム内の情報共有は適切だった。	1・2・3・4・5
④医療・看護・介護等職種間連携は適切だった。	適切だったこと: 困ったこと:
⑤看取りケアに関する知識・技術を活用させることができた。	1・2・3・4・5
⑥看取りケア期間中における家族対応は十分なものだった。	1・2・3・4・5
⑦看取りケアは総合的にみて納得のいくものだった。	1・2・3・4・5
今後の看取りケアに活用すること	
今後の看取りケアのためにしておきたいこと	

看取りケア担当者個人記録・例

提出日　　　年　　月　　日(　　)　看取りケア担当者氏名

看取りケアの対象者	最期の状況
①納得のいく看取りケアができた。	1・2・3・4・5
②看取りケアチームとして連携は十分だった。	1・2・3・4・5
③今後の看取りケアに活かすことができそうだ。	1・2・3・4・5
④看取りケアに自分のもつ知識・技術を活用することができた。	1・2・3・4・5
⑤看取りケアを実践するために適切な看取りケアの計画だった。	1・2・3・4・5
⑥看取りケア計画通りに看取りケアを実践することができた。	1・2・3・4・5
⑦他の専門職と連携は納得できるものだった。	1・2・3・4・5
⑧他の専門職のケア実践から学ぶことができた。	1・2・3・4・5
⑨カンファレンスから学ぶことができた。	1・2・3・4・5
⑩主体的・積極的に家族と関わることができた。	1・2・3・4・5
看取りケア専門職として、納得できたこと、足りないこと	
看取りケアの対象者から学んだことなど	

コラム●看取りケアのＯＪＴのポイント

教育の仕方には、対面教育、集合教育、ＯＪＴ教育があります。対面教育は一対一で対面して知識や技術を教えてもらうものです。集合教育は、複数人が集合して講師から知識や技法の教示を受けるものです。ＯＪＴは対面教育と集合教育の利点を取り入れたものです。

❶ＯＪＴとは

ＯＪＴとは、職場の上司や先輩が、部下や後輩に対し具体的な仕事を通して、仕事に必要な知識・技術・態度などを意図的・計画的・継続的に指導し、修得させせることを言います。

❷ＯＪＴの効果

実務を通して仕事を覚えることにより、教育の成果が業績に反映されます。

❸ＯＪＴリーダーの資質

リーダーに指導力や教示力がない場合、職員の能力向上はおろか成長の芽を摘んでしまいかねません。看取りケアに関する知見や体験がないリーダーでは看取りケアのＯＪＴリーダーには不向きです。

❹ＯＪＴフォロワーの成長

教えを受ける対象者をフォロワーと言います。ＯＪＴリーダーの指導法やチェックの仕方が確実に行われ、報告・連絡・相談が適宜なされていれば成長は期待できます。しかし、フォロワーに教わる気持ちがないとか、身勝手な行動をとっているとすると成果も成長も期待できません。

❺組織ぐるみのＯＪＴ推進

ＯＪＴは一対一の関係です。しかしながら、職場ぐるみの仕組みであり、意図的、計画的、継続的な取り組みが必要です。

パート 5

看取りケアに必要なチームケアとは何？

1 チームによる看取りケアの実践

看取りケアを担当する専門職は誰かが問われます。

介護職は、対象者の日常における世話および介助を行っています。

死は、人生の最期ですから、介護職が看取りを行うことは道理です。

しかし、死に際して、死の判定をはじめとしてさまざまな医学的判断や医療的措置が求められます。

まずは、介護職に問われることがあります。それは、科学的根拠及び法的根拠です。

介護職は、医師法及び保健師助産師看護師法によって、診療、診療の補助及び療養上の世話ができません。

入所したその日から日々の介助をしてきた対象者の最期、死に逝く場面で介助できないとしたら介護職にとっては慟哭にも似た悲痛なことではないでしょうか。

そもそも、医師、看護師、介誰福祉士、さらにはヘルパーには上下の関係はありません。あるのは、専門職として求められている役割の違いです。
看取りケアは、専門職がそれぞれの専門性を発揮して、チームとして死に逝く人の最期の一息までを看取ることです。

看取りケアのヒント

看取りケアは、介護施設における最も大切なチームケアです

2 チーム医療では看護師は“プレーイングコーチ”の役割を担う

医療において、複数の専門職が役割を認知し役割行動を行うことをチーム医療と言います。看取り期において医療的措置が必要な場合にはチーム医療が実践されます。

①医師

医師は、医師法にしたがって診断と治療方針を決定します。そして、自ら治療に臨み、対象者及び家族へ病状説明を行い、同意を得たうえで（インフォームド・コンセント）、治療、処方を行います。そして、治療効果を評価します。

②看護師

本人や家族が不満や悩みを打ち明けられる、最も身近な専門職が看護師ではないでしょうか。医師がプレーイングマネージャーの役割とすると、看護師はプレーイングコーチです。

そこでは看護師はチーム医療を取りまとめる役割を担います。対象者や家族からの意思や期待などの情報を受け止めて、必要な専門職への橋渡し役を担います。

医師から看取りに関わる医療について、対象者や家族に対して説明が行われ、十分な理解が得られているのかどうかを確認することも看護師の役割です。

理解が得られない場合は、得られるように補足説明を行うこともあります。

③薬剤師

症状に応じて医薬品の提供、医薬品の保管、予期せぬ副作用から守るために服薬指導を行います。

④ソーシャルワーカー

総合相談窓口となる職種です。

経済的不安や悩みなどの相談も受けます。

⑤臨床心理士

臨床心理士などの専門職も必要に応じてチーム医療へ参加して、助言や支援を行います。

⑥チームリーダー

チーム医療のチームリーダーは医師です。

チーム全体へ適切な指示を出します。

チームメンバーとのコミュニケーションを図りつつ、チーム医療を円滑に行うための環境を整える役割を担います。

看取りケアのヒント

看取り期に医療的措置が必要なときはチーム医療が実践される

3 なぜチーム看護には目標が必要なのか

看護師の誰もが組織ぐるみで看取りケアをしていきたいという思いを持っています。しかし、容易なことではありません。

看護師は、職人が一人前になるのと同じように、「親の後ろ姿で子は育つ」ものでもありますから、本人が真似て学ぶものであるという考え方もあります。

その一方で他者の支援なくして成長は難しいものです。なによりもチーム活動によって「目標を定めてチーム活動をする」必要があります。

そこで、チーム看護の基本としては、チームとしての方針や目標を定めることが求められています。

チーム看護にはビジョン・マネジメントが必要です。**目指すチームのあるべき姿を共有するために、チーム固有の行動規範を立て、求心力を高めていく必要があります。**

そのためにはチーム看護のリーダーが行動（行動規範）を通してビジョンを浸透させ、チーム内のあらゆる場面の行動や判断において、ビジョンを追求（行動実践）し続けることです。
また、チーム看護は学習する組織であり続けたいものです。学習する組織をラーニング・オーガニゼーションと言います。看護師のビジョンをチームのビジョンに統合しながら問題解決手法を学んでいくものです。

ラーニング・オーガニゼーションについて、「人々が強い意欲を持ち、コミュニケーションの方法を学びながら、システマチックなアプローチによって、共通のビジョンの実現を目指すチーム組織」と定義したのは提唱者のピーター・センゲです。

ピーター・センゲの主張は、学習する組織においては、学びの成果というものは個人と集団の両方の継続的学習から生まれるというものです。

チームの目標や活動がメンバーの目標に連動し、チームとしてなすべき事柄をメンバーが理解している必要があるというものです。看取りケアのことに転じると、看取りケアは組織や職場の特定の者だけが行うのではなくて、チームぐるみで行ってこそ意義や価値があるということです。

チーム看護では、看護師に対して高度な技術と、豊かな人間性の形成をサポートする「スキルアップシステム」が求められています。

例えば、褥瘡に対する看護です。褥瘡の防止をするのは本人の責任ですから看護師の役割ではないと言い切る看護師はいないにしても、処置はどうしているかです。

できた水泡を単に針で突くなどという処置をするとしたら最早、過誤を通り越して犯罪に近いことになります。

チーム看護では看護師として停滞は許されません。技術も知識も日々新たなものになっていくからです。

それが看護師は継続教育が求められているゆえんですし、生涯を通じて学習し続けることになります。

看護師には、最新の知識を学び、先端の技を習得するか修得している技を磨き続ける責務があります。

そして、絶えず自らを省みて、看護師として十分な資質があるかを問い直すことができる者が真の看護師ではないでしょうか。

看取りケアのヒント

チーム看護の基本は方針、目標を定めること

4

介護にはケアのレベルに応じた支援が求められる

介護の本質の1つに、対象者の苦痛や訴えを聞くことがあります。
そのために、4つのことが必要です。

1　困っていることを会話や表情から引き出すこと
2　何をして欲しいのかを受け止めること
3　対応できない内容は他の専門職と連携すること
4　対応できない場合でも、必要な情報を提供すること

こうしたことは対象者に対する介護の手順でもあります。

介護職には対象者の心に届く話し方や説き方を会得しなければなりませんし、説明し説得して受容してもらい合意を共有することが求められています。この手順のことを「インフォームド・コンセント」と言います。

そのためには、対象者の心を開く聞き方として、単なる聞き方ではなく、対象者の心を開く聴き方つまり傾聴が求められます。

◉チーム介護の基本的役割

介護実践は医学とは異なります。ケア理論と哲学的な背景を認識することが介護実践の基本です。

そのためには介護実践を医学と区別することです。現象に対する科学的な視点を持つことです。介護職は医師に従属する関係ではありません。従属では介護職を専門職として自律性をもたらすことはできません。

自律性は、普遍的知識体系を基盤とすることと、実践の指標としてケアの品質、安全、ケアに要する経費などを管理することによってもたらされます。

介護職と医師や看護師など医療担当職との関係は、協働作業でケア過程を実践することになります。

安心できる関係を構築し、共に歩む関係を築きあげることが必要です。そこで必要なのは次の支援です。

①全人的な支援

安全、安楽、安心を基本にケアを提供することです。

全人的にケアを支援するために、観察する、対話する、ケアを展開する、記録するとともに尊厳を確保することになります。

②日常生活の支援

日々の生活を支援することです。
そのために次のようなことが求められます。

- **生活環境を整える**
- **身体の清潔を保持する**
- **栄養と食生活を援助する**
- **排泄を援助する**
- **休養と睡眠を確保する**
- **活動と運動をコーディネートする**

③ケアの関わり度に応じた支援

ケアにはレベルがあります。
ケアの第一レベルは支えるレベルです。
生活の継続を支えることです。

ケアの第二レベルは、整えて支えることです。
生活や環境を整えることと夢や希望の実現を支えることです。
ケアの第三レベルは、共に生きて支えることです。
対象者の語りを聴くことであり、困難性を持って生きることを支えることです。

看取りケアのヒント

観察し記録し、評価することでケアの質の向上につなげる

5

チームで安心と安全を実現するためのケア記録の付け方

看取りケアの安心と安全を確保するためには、安心は何をおいてもケア記録、安全及び事故に対する熟知ありきです。

◉安心を確保するためのケア記録の付け方

ケア記録とは、ケア実践一連の過程を記録したものを言います。
ケア実践の一連の記録は、ケア職の思考と行為を示すものです。
ケア記録の構成要素は、

①基礎情報
②ケア計画
③問題リスト
④経過記録及びケアサマリー

です。

ケア記録を正確に記すための8つのポイント

❶ ケアの実践を明示する

❷ 提供するケアの根拠を示す

❸ チーム間、ケア職と対象者の情報交換の手段とする

❹ 本人の心身状態や病状、医療の提供の経過及びその結果に関する情報を提供する

❺ 本人に生じた問題、必要とされたケアに対するケア実践と、本人の反応に関する情報を提供する

❻ 施設がその設立要件や介護報酬（※）上の要件を満たしていることを証明する

❼ ケアの評価や質を判断する情報にする

❽ ケアの開発の資料とする

※介護サービス事業者や施設が、利用者にサービスを提供した場合、対価として事業者に支払われる報酬。

ケア記録は重要な証拠となります。証拠は書証と証言に分けられ、ケア記録は書証に分類されます。

仮に訴訟となった場合、ケア記録に不備があると、観察や処置などの必要なケアが行われていないと判断されがちです。

証言は書証を補うものであるため、裁判時に必要な観察や処置は行っていたと証言しても、記録が残されていないと証拠として認められず、責任を問われることがあります。

ケアを実施した時間や処置内容について、ほかのケア職の記録との整合性が問題となる場合もあるため、正確な記載が求められます。

看取りケアのヒント

ケア記録は正確さが求められる

6 安全を確保する近道は「なぜ誤るのかを熟知する」こと

安全を確保するためには、人間工学によると誤りのタイプを熟知する必要があります（P・フィッツ、R・ジョーンズ）。

P・フィッツ及びR・ジョーンズは、誤りの基礎研究者として知られています。エラーを防止するために最も適切な方法は単純化であると主張しています。

①取り違えの誤り（不適当）

間違えて他のケア用具を手に取ってしまった。ケアの指示や連絡事項を間違えて理解する。

②調整の誤り（迅速すぎ）

ケア用具を仕様通り正しく整えていなかった。ケアの過不足などをつりあいのとれた状態にしなかった。

③忘却による誤り（点検省略）

忘却とは個人の長期記憶に蓄えられた知識を失うことを言う。古い記憶が思い出せなくなり、様々な段階での失敗が考えられる。そこには次の3つのエラーがある。

・【記銘段階】…知識を覚えるときに、きちんと覚えこんでいない。

・【保持段階】…知識を忘れてしまった。

・【想起段階】…知識を覚えてはいるが、うまく思い出せない。

④逆転による誤り（移動方向の不一致）

それまでとは反対の方向に回転することを逆転と言う。

ケアの手順を反対にしたり、手順を逆さにしたために起こるミスのことである。

⑤無意識な作動（もてあそぶ）

意識には潜在意識と顕在意識があり、無意識とは潜在意識のことである。引き起こされる行動は、悪い結果と良い結果があるが、意識の持ち方如何で悪い方向に導かれていくということが起こる。何となく嫌な感じがするから、他のやり方をしたためにミスが起こるなどである。

⑥到達の不能性（運動能力の不適合）

ケア水準に到達するためのスキルがないために、成果が出ない等である。

人間エラーは形態化できます（Ｓｗａｉｎ）。

Ｓｗａｉｎは、ヒューマンエラーを「システムによって定義された許容限界を超える一連の人間行動」と定義しています。事故の予防策としては、啓発や注意喚起するもの、注意力や意識が散漫になることを防ぐもののほか、人間は間違えることを前提とした対策が考案されてきています。例えば、危険予知トレーニング（ＫＹＴ）、指差喚呼、疲労を起こさせないための勤務時間管理、適度な休息そしてダブルチェックなどがあります。

具体的には次の５つに形態化できます。

① Omission Error（必要なタスクやステップを遂行しなかったエラー）

ケア手順を省略、遺漏、脱落させてしまった、怠慢や手抜かりによるエラーもこの範疇である。

② Commission Error（タスクやステップどおりだったが間違っていた）

委託や指示されたとおり行ったがエラーが生じることがある。委任や指示事項がそもそも間違っていた場合等である。

③ Extraneous Act（やってはならない不必要なタスクや行動を導入した）

「手順とは異なった行動をした」「不必要な、不正確なあるいは不法なケアをした」場合等である。

④ Sequential Error（タスクの遂行の順序を間違えた）

連続的に実施しなければならない手順を間違った等である。

⑤ Time Error（所定の時間に遂行しなかった）

決められた時間に行わなかった。ケアを行う時間を間違った違う時間に行った場合等である。

看取りケアのヒント

安全を確保するためには、なぜ誤るのかを知る必要がある

7

看取りケアの質を高めるために必要なこと

看取りケアの質にかかわることがアウトカム（結果、成果）です。

看取りケアは、人が人に提供するケアの最終的な局面です。看取りケアは、ケアを連続したつながりと見立てて、生命の死に向き合うケアです。人間に対するケアとして目指すべき最終的な局面ですから、ケアの質を損なうようなことがあってはなりません。

看取りケアの専門職としての、

①役割認識及び適切行動
②カンファレンスによる相互理解及び相互尊重
③看取りケアの質向上に関わるモデル行動

この3は、看取りケアの質を維持するために必要です。

看取りケアのヒント

ケアの質を高めることを意識して行動する

8 対象者とともに家族の意向を受け容れたケアの実践

対象者自身の意思決定を尊重しつつも、家族への配慮を欠かさないこと、これは対象者に看取りケアを実践していく看護職の覚悟でもあります。

住み慣れた我が家で死を迎えさせたい、この想いは家族の切なる訴えに他なりません。

仮に施設において看取りケアを実践するにしても、家族の切なる想いを受容した実践をしなければなりません。

①看取りケアに対する葛藤及び心の揺らぎ

現代の医療においては、終末期医療に関する基準が未整備ですし、また看取りケアについても明らかなガイドラインはありません。

例えば、延命のための医療行為を開始しないこと（医療の不開始）や、行っている延命のための医療行為を中止すること（医療の中止）に関して、法や学会では明確な指標や判断基準がなく、未来に持ち越されています。

判断基準が明らかでないことによって、医療行為の中止に関する判断や意思が異なると家族への対応などについて課題が生じています。

対象者のみならず家族の意向を受容した看取りケアを実践するとしても、ケアの質を低下させることがあってはなりません。

②対象者の事前の意思表示（リビングウィル）

看取りケアは、人間が人間にしなければならない、人間としての最期に関わる責務です。それゆえに、専門職の独りよがりなケアであってはなりません。

専門職が連携し、コミュニケーションスキルの向上を図り、対象者あるいは家族の事前の意思表示（リビングウィル）を尊重する看取りケアが求められます。

③看取りケアの専門職としての役割認識および適切行動

専門職としての役割認識の強さが、適切な役割行動をもたらし、質の高い看取りケア実践につながっています。

看取りケアのヒント

専門職の独りよがりのケアであってはならない

9 看取りケアの専門職に求められる役割とは

看取りケアの専門職は看護師だけではありませんが、療養上の世話を専門分野とする看護職が中核的な役割を果たすことになります。

看護師は、看取りケアに関わるチームの意欲向上の場づくり等、看取りケアの質の向上にかかわっているという役割を認知し、さらに認知するだけではなく、役割行動をしなければなりません。

①看取りに関する判断

看取りは、本人の意思に基づくべきものであって、安易に家族による代行判断を求めるべきではありません。

原則的には、対象者に説明し、その同意を得るべきです。

ただし、本人の意思を確認できない場合もあります。その場合には、家族自身の意思や意向ではなく、家族を最も身近な支援者として位置づけ、家族が推測する本人の意思をもって本人の意思と推定すべきでしょう。

②看取りケアの質の向上に関わるモデル行動

対象者及び家族の意思確認などに対する工夫、対象者の状態観察やアセスメントなどを確立していく必要がありますが、それにつけても、看取りケアを実践する専門職、とりわけ看護職が模範や手本となって、行動や実践をしていかなければなりません。

看取りケアのヒント

看取りケアの原則は、本人の意思に基づいて行うべき

10 看取りケアを行う専門職に求められる資質

看取りケアの質に深く関わってくるのが、看取りケアの専門職の資質です。ケアに関わる技術（例えば、看護師の場合には看護行為）が看取りケアの質の基盤を成すものですし、看取りケアは療養上の世話及び診療の補助に求められる、経験知や知見が看取りケア専門職の資質を構成しています。そして、さらに、次の3つが専門職の資質にかかわってきます。

①倫理的に考える力を持っているか

看取りケアの専門職にとっての必要な資質は、倫理的に考える力を持っていることです。なぜなら、人の死に対するケアは倫理なくして実践することはできないからです。

感情的に対応することも時にはあるものですが、度が過ぎるようでは看取りケアの専門職には向きません。

②明るくて謙虚な性格であるか

明るい性格というのは、ものの考え方にも大きく影響を与えます。

看取りというと死に直結していることから、対象や家族に憐みを抱くことはやむを得ないことですが、死は陰であり負であるという思考では看取りケアには不向きです。

考え方の傾向には、良い面や良い結果に目を向けるプラス思考と、いつも否定的な面ばかり強調するマイナス思考とがありますが、看取りケアにはプラス思考ができる明るさが求められるのです。

また、同時に謙虚さも大切です。対象者の人となりを敬い、家族の長所を認めることができる謙虚さも重要な資質なのです。

③リーダーシップを発揮できるか

リーダーシップとは、**相手をその気にさせて行動を喚起する力**です。相手の行動や行為の質に影響を与える力です。どのようなことをするのか、しないか、判断や決断を与えるための力です。

そこで、

「人生にとってたった一度の看取りをより良いケアで実践する」

というメンバーの信念を確固たるものにするためにはリーダーシップが欠かせません。

チームメンバーに影響を与えて、協働的な体制を作り出すためにチームリーダーのリーダーシップが大切です。

また、ケアの質を高めるためにもリーダーのリーダーシップが欠かせません。

看取りケアのヒント

看取りケアの質を高めるための資質を磨こう

11 看取りケアをチームで実践する際の基本的な手順

看取りの段階において、人にはどのような精神的あるいは身体的変化が起こり、それぞれの状態に対してどのような対応をするのか。

対象者あるいは家族等の意向を判断する材料として、意識の状態及び身体状態などを「看取り」の段階ごとに整理しておく必要があります。

◉チームで看取りケアを実施するまでの基本的な手順

看取りケアの専門職は多くはチームで実践することになります。

そこで、看取りケアを実施する体制を確立する必要があります。

パート2でも触れましたが、まずは、看取りに関する方針と体制を確立します。

そして、看取りの意義や目的を明確にしたうえで、看取りケアの実践に必要な環境整備を行い、看取りケアを進めるためのチームの体制づくりを行うのです。

■チームで進める看取りケアの手順

①看取りに対する方針を明確にする
②方針に沿った具体的実施内容を検討する
③看取りケアの実施に必要な環境整備を行う
④看取りケアに関する必要情報を他の専門職に伝達し、共有化を図る
⑤看取りケアに関する教育や訓練を実施する

◉本人意思の確認

対象者及び家族等の意思を事前に確認します。

①カンファレンス

状況の変化等に応じて、対象者や家族とともにカンファレンスを実施し、看取りケアの実施につき説明を行い、十分に理解を得ておきます。

②看取りケアを実施するための最終判断

看取りケアを実施する判断とケアを行うタイミングは、医学的回復が見込めないと総合的に医師が判断した場合です。

③看取りケアの実施についての家族等への説明を行う

家族への状況説明を行います。例えば、医学的回復が見込めなくなったことにより、今後想定される状況と対応についての説明を行います。そして、今後のケア方針と対応について確認します。

◉看取りケアに対する情報提供

看取りケアに対する基本方針と対応に関する情報提供を行います。

①人の終末期において精神的・身体的状態にどのような変化が生じ、どのような対応が必要となるのか。その段階ごとの捉え方を整理し、対応すること、しないことをはっきり提示します。

②看取りケアを実施する場合の基本的手順とケア内容について丁寧に説明します。

③対象者の言動・態度から看取りについての意向を確認します。

看取りケアのヒント

まずはチームケアの方針を決めて、ケアの体制をつくる

12 ラストステージのケアに必要なROLとは何か

年齢にかかわりなく看取り期は人生のラストステージです。

看取り期とは、医師によって不治の病であると診断をくだされ、それから先数週間ないし数カ月以内のうちに死亡するだろうと予期される状態になった時期を言います。

医療全般に共通することですが、特に、終末期にあっては、ケアの専門職には対象者の身体的苦痛や精神的苦痛を軽減する役割があります。

しかし、看取りケアの専門職に求められる役割は、苦痛を軽減するだけではありません。緩和医療など医療的処置に加えて、QOLに関する役割もあります。QOLとは、生活の質（クオリティ・オブ・ライフ）であり、対象者のQOLを向上することに主眼を置いた、精神的側面を重視した総合的なケア実践が求められているのです。

さらに、看取りケアには、QOLに加えてROLを実践する必要があります。

ROLとは、人生に深く敬意をあらわすことです。ROLを、「Respect of live」と捉えて、生きることそのものに敬意を持って接するということです。

形だけの have respect for（尊敬する）ではなく、対象者を honorable（尊敬すべき）な人間として向き合い、さながら生活をともにしている家族として受け止めていくのです。

①対象者のみならず家族の意向を受容したケアの実践

本書で繰り返し述べていることですが、対象者の意思決定を尊重しつつも、家族への配慮を欠かすことはできません。家族の切なる想いを受け容れたケア実践が必要になるのです。

②事前の意思表示を尊重したケアの実践

看取りケアを行う専門職の独りよがりなケアであってはなりません。専門職が連携し、チームとしてコミュニケーションの向上を図り、対象者の事前の意思表示を尊重する看取りケアが求められているのです。

看取りケアのヒント

形だけの尊敬ではなく、家族のように向き合っていく

13 看取りケアの専門職は対象者と家族の〝代弁者（＝アドボケーター）〟である

看取りケアの専門職は、対象者だけの代弁者（アドボケーターと言う）ではなく、その家族の代弁者でもあるのです。

逝去後に家族が後悔の念を抱くことなく、対象者の死を受け止めていくことができるよう、家族を支援していくことが求められているのです。

家族には、悲しみ（グリーフ）や喪失感を感じ、身体的症状や心理的症状が出現することもあります。

そのため特別なケア（グリーフケア）を提供することも、看取りケアの専門職の重要な役割です。

こうした意味合いから、「看取りのカンファレンス」の果たす意義には非常に大きいものがあります。

特に、逝去後に行うカンファレンスは、看取りケアの専門職が代弁者となる機会であり、看取りケアに関する経験と知識を学習する価値ある場なのです。

看取りケアのヒント

知識を学習する場としての看取りのカンファレンスには大きな意義がある

14 看取りケアの現場では基準づくりが急務だ!!

これまで、私は、介護施設及び在宅における看取りケアに関わってきましたが、看取りケアの基礎となる標準としての基準づくりが必須であることを痛感してきました。

看取りケアに基準が必要な理由は、看取りケアにはケア理論や知見が十分でないと考えているからです。

看取りをターミナルケアと位置づけることもあるし、終末期ケアとしてカテゴライズすることもあります。

看取りケアという用語が定着しつつあるものの、看取りケアの質の良し悪しをはじめとした、比較して考えるための拠り所としての基準が必要であると思うからです。

看取りケアのヒント

看取りケアの良し悪しを比較検討できるような基準づくりが急務

看取りケアチームの連携チェック表・例

チェック項目	チェック
○看取り期にケアを改善する取り組みを行っていたか	
○看取り期において、看護と介護のどのような整備を行ったか	
○看取りケアにあって、利用者や家族にどのような配慮を行ったか	
○看取り期にケアを提供する中での医療的見地から多職種間でどのような連携をとったか	
○看取り期のリスクマネジメントについて、どのように現状を把握して評価を行ったか	
○看取り期の利用者の意思を確認するためにどのようなことを行ったか	
○自分の技術や対応を不安に思ったことがあるか、その際にどのようなサポートを誰に求めたか	
○看取り期にケアプランの見直しをしたか、どのような方法で行ったか	
○より効果的なケアを提供するために、カンファレンスの回数を増やすなどチーム内のケアに変化があったか	
○看取り期にあっては、常時配置している備品や用材、器材などではないものは、どのようなものを使用したか。 または活用したか、またそれに関してどのようなスタッフが関わり、時間を要したか （例えば、点滴、経管栄養、酸素吸入、吸引など）	
○看護、介護上の指示が利用者に通じたか、また通じない場合はどのような方法で指示を行ったか	
○看取り期の利用者の危険行動にはどのようなものがあるか、またその危険行動に対してどのような対応をしたか	
○看取り期におけるヒヤリハットはどのようなものがあるか、そのヒヤリハットをどのように対処したか	

パート6

看取りケアに必要なインフォームド・コンセントって何？

1

看取りケアには「十分に説明し同意を得る」インフォームド・コンセントが必要

医師と患者の関係性において、医師は、治療方針について、患者に十分な説明を施し、患者の同意を得て、それを実行するという考え方がインフォームド・コンセントです。

医師は、患者に対して治療を開始する前にしなければならないことがあります。それは、これから始める治療内容について、

- **治療が必要な理由**
- **治療に要する期間**
- **治療による効果**
- **治療にかかる費用**

等を説明して、患者から同意を得る（インフォームド・コンセント）ことです。

◉看取りケアにもインフォームド・コンセントは必要

しかし、医療行為にのみインフォームド・コンセントが必要ということではありません。

そもそも、インフォームド・コンセントは、「**十分な説明を受けた上での同意**」であり、契約行為すべてに求められている考え方です。

看取りケアは、医学的モデルに対応したケアではないという理由からインフォームド・コンセントがいらないということにはなりません。

いや、看取りケアは人としてたった1度のケアであり、人間の心理学的要因や環境的要因を配慮したケアであるがゆえに、インフォームド・コンセントなくして実施してはならないということです。

しかしながら、看取りケアにはおけるインフォームド・コンセントは、「治療が必要な理由」「治療に要する期間」「治療による効果」「治療にかかる費用」などをインフォームし、コンセントするというものではありません。

看取りケアで必要なインフォームド・コンセントについて次項で見ていきましょう。

看取りケアのヒント

心理学的要因、環境的要因に配慮した看取りケアにもインフォームド・コンセントが必要

2
看取りケアのインフォームド・コンセントで必要なこと

看取りケアのインフォームド・コンセントには、少なくとも次の4つのケアの内容を含めたものでなければならないのです。

①cure（癒やし）のケア

看取りケアは、死に逝く人に対する礼代（いやしろ）です。

礼代とは、敬意を表すしるしとして提供することを言います。

cureとは病気を癒し、心の悩みを解消することです。

このことを前提としたインフォームド・コンセントが看取りケアに求められますし、看取りケアの専門職として最も留意すべきことです。

そのうえで、本人あるいは家族に説明し、同意を得なければならないのです。

②soul（霊魂）のケア

看取りケアのインフォームド・コンセントに含まれる4つのこと

1
cure（癒やし）のケア

2
soul（霊魂）のケア

3
苦痛緩和ケア

4
ケアの調整

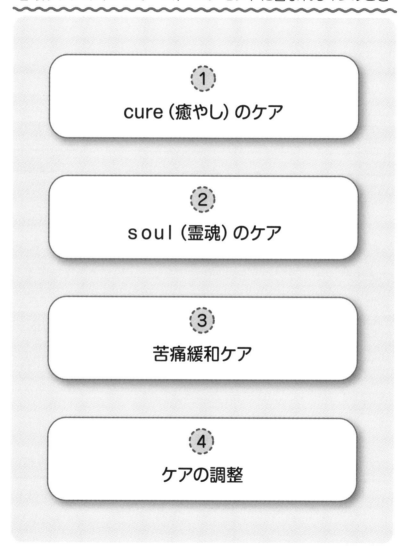

看取りケアは霊魂と切り離すことはできません。

魂が安らかに眠るようにと祈る〈I pray that his（has）soul may rest in peace〉という気持なくして看取りケアとは言いません。

soul（霊魂）のケアを想うだけではなくて、魂が安らかに眠るようにと祈りつつ、どのようにケア行為をするのかが看取りケアの専門職の課題でもあります。

③苦痛緩和ケア

苦痛とは精神や肉体が感じる苦しみや痛みです。

看取りケアでは苦痛をすべて取り去ることはできません。

しかし、手を拱《こまね》いていて、「苦痛して、遂に死に侍り（宇治拾遺物語巻十三）」では看取りケアではありません。

苦痛を訴えている対象者の苦痛を和らげることができないものか、看取りケアの専門職にとって切なる願いとも言えますが、そのためには他の専門職とりわけ医師との連携が欠かせません。

厳しい状態が和らぐこと、あるいは緩めて和らげることを緩和と言います。

そもそも緩和ケアとは、治癒を目的とした治療が有効でなくなった患者とその家族に対して行う医療ですが、苦痛緩和ケアとは痛みなどを軽減し、心理面、社会面、精神面の支援により対象者及び家族のＱＯＬの維持を図ることを言います。

看取りケアの専門職は、技術側面（看護師の場合であれば看護行為）のみならず、家族のQOLの維持を図るという側面にも注力しなければならないということになります。

④ケアの調整

看取りケアは死に至る様々な複雑解を解決することになります。

看取りケアを担当する専門職にとって、ケアの調整としてのインフォームド・コンセントは欠かせません。

・人
・ケア環境
・ケア行為
・カンファレンス

などの調整です。

人については、ケアの受益者である対象者、ケアの提供者である看護師や介護福祉士など看取りケアの専門職です。

ケア理論は、対象者の尊重を基盤としたものですが、対象者のための自己決定プロセスを対象としたものでなければならないということです。

そこで、対象者と相互作用する外部要因や環境を確認する必要があります。

ケアの環境は、「病人でも健康な人でも人々に影響を及ぼし合う食べ物や水から社会的要因及び環境的要因がある」（フローレンス・ナイチンゲール）です。

看取りケアは、安全であることは当然として、ケア行為を施す前に人間としてケア行為を実践しなければならないという観点に立ったインフォームド・コンセントが必要です。

インフォームド・コンセントの意義は、最良なケアを提供するために本人と看取りケアチームとの合意形成なのです。

看取りケアのヒント

最良のケアを提供するためには本人と看取りケアチームの合意形成が欠かせない

3
インフォームド・コンセントと告知

インフォームド・コンセントは、患者が自分の治療法を選択するときの手順ですが、治療法のみならずに処方される薬についても、さらに受けるケアについても同様な手順が求められる時代になりました。

手順としては、提供側からすると、十分に説明し、疑問や懸念があるときには説得をして、納得したことを確認したうえで同意を得ることになります。

提供を受ける側からすると、丁寧で十分な説明を求め、疑問や疑義がある場合には理解できるまで確認して、納得することです。

つまりは、両者の納得を前提として合意することがインフォームド・コンセントです。

インフォームド・コンセントに関連する用語として告知があります。

告知とは告げ知らせることですが、医療行為だけにとどまらず看取りケアについても深くかかわるものが告知です。

従前、いや、今でも本人よりも先に家族に病名や予後が告げられることがあります。そもそもは、告知には、事実を告げるとともに、真実を語り合うことが求められています。患者や家族が事実を正しく理解するための前提がインフォームド・コンセントです。告知とインフォームド・コンセントは、患者の自己決定あるいは自律の原則を護るためのものです。患者の尊厳を守るためには、真実の告知は欠かせませんし、患者や家族の権利を侵害しないために告知とインフォームド・コンセントが必要です。

看取りに対するインフォームド・コンセントは、死が近いことの告知があってのうえでのことです。医師は死が近いことを告知します。

看護職や介護職などケア職には死が近いことを告知された意味を理解しつつ、本人や家族に対する心理的な支援が求められます。

他者の看取りを見聞きしていたとしても、看取りの告知は本人や家族にとっては不安であり、恐怖や脅威です。心情をも理解しつつ、看取りのための正しく完全な情報によってインフォームド・コンセントをしなければなりません。

看取りケアのヒント

本人や家族の心情を理解しつつ
正しい情報によってインフォームド・コンセントを行う

4

インフォームド・コンセントの記録の付け方と取り扱いについて

看取りケアに限ったことではありませんが、インフォームド・コンセントの記録には、5w1hが必要です。5w1hとは、誰が、誰に、何を、いつ、どこで、どのように、です。

インフォームド・コンセントの記録は、チーム医療あるいはチーム介護にとって共有されるべき記録です。

対象者中心の組織的な医療あるいは介護を実現するためです。他の専門職にとって記載内容が理解されるように留意する必要があります。つまり、看取りケアが齟齬なく円滑に実践できるように記載することです。

記録は、対象者の個人情報という観点から次の3つが必要です。

1つは、対象者の開示請求に堪えられる記載でなければならないということです。

2つは、個人情報ですから守秘義務とセキュリティを徹底することです。

3つは、情報の利用に際しては対象者の同意が必要であることです。

インフォームド・コンセントを記録する際の原則と注意点

1. 誰もが読める字で記載する
2. 他の専門職に理解される用語を用いて記載する
3. 通常では通用しない造語や符号等は使用しない
4. 外国語や略語は、通常で使用される処置等の専門用語の範囲とする
5. 以上の点に留意して、カンファレンスなどを通じてチーム内で十分に理解できているか確認する

◉記録は「説明責任を果たした証拠」になる

説明責任を果たし適正に医療やケアを実践していることの証拠です。

そこで、インフォームド・コンセントの記録は、予め定めた手順や規程に基づいて記載する必要があります。

そして、記載しないことで対象者や家族及び医療専門職や介護専門職の権利や利益が損なわれることを回避するという意味合いからも記載する必要があります。

インフォームド・コンセントの記録によって、医療の質及び介護の質を評価し、安全や効率などケアの向上を図るために活用する必要があります。

研究や教育・研修は、倫理的な検討を経たうえで、対象者の同意の下で実施されていることを記載することもインフォームド・コンセントの記録の範疇です。

◉記録は「開示請求」の対象となることを忘れるな

インフォームド・コンセントの記録は公的文書です。

必ず日付を付して事実を正確に記載し、そして、署名によって記載者の責任を明確にします。

記載しないことは医療行為やケアが根拠なく行われなかったものとみなされます。

例えば、次のことが留意点です。

①鉛筆による記載は避ける

②行間や余白を残すことはしない
③誤記等により訂正が必要な場合は、二重線で原記載を読めるように残す。消し方は「見え消し」または「見せ消ち」とし、追記は日付を明確にして末尾に記載する
④医療やケアに無関係な者に関する事項、第三者の利益を損なう事項等は記載しない
⑤予期せぬ出来事、または意図しない事態が発生した場合は、事実を時系列的に正確に記載する
⑥推測や仮定に基づいた記載、あるいは自己弁護や責任転嫁を行わない
⑦恣意的な未記載、事実と異なる記載、記載の改ざん・削除は犯罪行為であることを認識する

◉説明と同意に関する記録の工夫

説明書と同意書を分けて記載する方式も工夫してください。

対象者や家族の理解と納得が得られるようにわかりやすく記載してください。

不明な点は何でも尋ねることなど、対象者の医療やケアへの参加を促す観点から十分に説明することが求められます。

説明と同意に関する記載には、セカンドオピニオンのための情報提供に関する記載も必要です。

看取りケアのヒント

記録は個人情報であり、公文書であり、責任を果たした証拠でもある

パート 7

看取りケアを取り巻くこれからの課題は？

1

ケア専門職の責務はプライバシー保護と個人情報保護を徹底すること

看取り期には、対象者に対するプライバシー保護及び個人情報保護は欠かすことができません。これはケアの専門職の責務です。プライバシー保護と個人情報保護を徹底するという責務です。それは、対象者の自尊心を傷つけないことが本質です。

排泄ケア、整容ケア、入浴ケアなどのケアは、ケアを行う者に委ねることになりますから、プライバシー保護なくして安心してケアを受けることはできません。安心、安全なケアのためにはプライバシー保護をすることがケア専門職に求められているのです。

病気や病歴、障害の有無や種類、家族構成などのデータは個人情報です。個人情報保護法及び厚生労働省の「医療・介護関係事業者における個人情報の適切な取り扱いのためのガイドライン」によって運営基準などに関する規定があります。

個人情報保護法では、小規模事業者の個人情報取扱事業者としての責務は定められていません。しかし、ガイドラインでは小規模事業所に対する指導があります。

個人情報の所有者は本人です。

本人の同意なく第三者に漏らすことは個人情報保護法に抵触します。個人情報が流出すると施設に対する不信感が生じるものですが、それだけではありません。悪徳商法などに悪用されかねません。

個人情報は第三者に漏らさないことがケアの専門職には強く求められています。看取りケアの専門職には個人情報を遵守することが求められています。

個人を特定できる情報の漏洩には特段の配慮が必要です。仕事中であるなしにかかわらず個人情報の保護は必要ですし、それは、退職後でも守秘義務があります。

高齢者ケアでは、病気や障害のために日常生活の動作や認知が難しくなった対象者と関わることとなります。看取りケアではさらに対象者の状態は困難になっています。困難な状態にある対象者だからこそ、丁寧で真摯な態度でケアをする必要があります。対象者の自尊心を傷つけることなどあってはならないのです。

看取りケアのヒント

対象者の自尊心を傷つけないことがケア専門職の責務

2

ケア行為は「プライバシーを侵害しているのではないか」と常に意識することが大切

プライバシー（privacy）とは他人の干渉を許さないということです。

プライバシーの保護は、個人の私生活上の自由を侵害されない権利ですし、看取りケアにとってライフラインとも言えるガイドラインです。

プライバシーとは、純然たる私生活・私事に属する事項であり、私生活を保護することが「個人の尊厳を尊重する」ことになります。

プライバシーは個人の秘密にもつながりますし、また、他人から干渉されない・侵害を受けないという権利でもあります。

プライバシーの保護は厚生労働省の「医療・介護関係事業者における個人情報の適切な取り扱いのためのガイドライン」で明確に定められています。

プライバシー保護は個人情報を取得する段階でも符合します。

個人情報を取得する際には、個人情報の利用目的に必要な範囲で適正かつ、適法な手段により取得しなければなりません。

①個人情報の提供

業務上知り得た個人情報について、事前の同意がある場合、対象者または第三者の生命、身体等に危険がある場合、法令に基づき開示することが必要であるなど正当な理由なくして第三者にもらすことはできません。

②個人情報の安全管理

個人情報の漏えい、滅失またはき損の防止、その他の個人データの安全管理のために必要かつ適切な措置を講じなければなりません。

③苦情及び個人情報取り扱い窓口

苦情及び個人情報の取り扱い窓口を設置し、適正に対応しなければなりません。

④プライバシーの保護

見られたくない、知られたくない、こうした気持ちは誰にでもあるものです。

介護とは日常生活の支援です。

身体の状態を観察することは、ケアを実践するための必然的行為です。しかし、ケアの専門職としては、身体の状態を観察しているだけでは困りものです。

ケア行為は、「プライバシーを侵害しているのではないか」と意識をすることです。それゆえにケア行為をする前に相手の気持ちを慮り声かけをするとか、カーテンなどで他者の目線を防御するなどによってプライバシーの侵害を発生させないことです。

看取りケアのヒント

プライバシー保護は看取りケアの生命線である!!

3 基本的人権を侵害しない

人間が生まれながらに有する権利を基本的人権と言います。人は生まれながらにして自由かつ平等であるという主張です。憲法は、平等権、自由権的基本権、社会権的基本権、参政権などを規定しています。ケアを実践するうえで最も配慮しなければならないことの一つが対象者の基本的人権を侵害しないことです。

自由権的基本権を侵害しないことは、看取りケアを実践するケア専門職にとって使命とも言うべきことです。自由権的基本権は、人身の自由、精神の自由そして経済の自由からできています。

基本的人権に配慮することを理念あるいは行動指針として定めている施設がほとんどです。基本的人権に配慮することは看取りケアの根本です。

基本的人権を侵害しないことを基本理念として、対象者の身体的、精神的な苦痛や苦悩をできるだけ緩和することを看取りケアの方針としている施設が大半です。

例えば、ある介護施設では、「思いやりと優しさで接しつつ、生命の終焉を支えるために看取りケアを行います」などと定めています。

「看取りケアは、死に至るまでの期間、充実して納得して生き抜くことができるように日々の暮らしを営めることを目的として援助する」など人権に配慮した看取りケアを行うことを明示している介護施設もあります。

看取りケアのヒント

ケア実践で最も配慮されなければならないのは基本的人権を侵害しないこと

4 死生観の育成とこれからの看取りケア・介護現場の課題

自分の人生です。どのように老い、どこで最期を迎えるか、それぞれ人によって違います。これからの看取りケアの課題であるとともに、介護現場全体の課題と注意点として、いくつか見ていきたいと思います。

（1）身元引き受け人

多くの介護施設や医療機関では入所や入院にあたって、「身元引き受け人」を必要としています。

急変したとき、死亡したときに必要になるからです。

身元引き受け人になる者がいないときにはサポートサービスをする民間団体もあります。

（2）最期をより納得できるものにしたい

死は誰にでも訪れますが、一日でも長く生きたいというのも人の常です。

「日本ホスピス・緩和ケア研究振興財団」が行った「第3回ホスピス・緩和ケアに関する意識調査」（2011年、全国1000名の男女を対象）によると、「理想の死に方」として「ある日、心臓病などで突然死ぬ」あるいは「病気などで徐々に弱って死ぬ」のどちらかを選択する設問に対して全体の約7割が「ある日、心臓病などで突然死ぬ」ことを望んでいるという結果でした。

その理由としては、「家族に迷惑をかけたくないから」という人が約8割でした。

(3) 看取り期をどこで過ごすか

人生の終末期をどこで過ごすのかということは、どのように看取り期を過ごしたいかに関わる事柄です。

「人生の最終段階における医療に関する意識調査」（厚生労働省・2012年度）」では、末期がんや心臓病、認知症などの状況別に「人生の最終段階を過ごしたい場所」を問う質問に対し、「認知症で介護が必要な場合」は「介護施設」を望む人が59・2パーセント、「末期がんで食事や呼吸が不自由であるが意識や判断力は健康なときと同等の場合」に関しては、「医療機関」で過ごしたいが47・3パーセント、「自宅」で過ごしたいが37・4パーセントとなっています。

自分の状況によって、どんな場所で過ごしたいのかは大きく異なっています。

(4) リビングウィル

地域包括ケアのもと介護と医療の連携が必要になってきました。

「人生の最終段階における医療に関する意識調査（２０１２年度）」では、死期が迫り自分で判断できなくなった場合の治療方針を、あらかじめ記しておく〝リビングウィル〟を作成することに約7割の人が賛成の意向を示しています。

（5）介護施設で最期を迎えるために必要なケア

看取りケアをはじめるにあたって、看取りケアを担当するケア専門職として心がけなければいけないことがあります。

それは、治療やケアへの挫折感を払拭し、死への恐怖感をやわらげ、より良い最期を迎えるための前向きな気持ちを引き出すケアを実践することです。

（6）ケア体制に理解を得る

看取りケアは、親しい人々に見守られて、自然な死を迎えることができるようにすることですが、そのために対象者及び家族に対して事前に理解を得ておきたいものです。

例えば、次のようなケア体制に関する事前の確認が必要です。

①医療体制の説明と確認事項

「協力医療機関と連携し、24時間の連絡体制を確保しています」

「夜間の急変に対応するために看護師が緊急時の連絡により駆けつける体制を敷いています」

②急変緊急時の対応

「看護師が医師と連絡をとり判断します」

「夜間勤務者は夜間緊急連絡体制にもとづき看護師と連絡をとって緊急対応を行います」

③家族との連携

「24時間の連絡体制を確保しています」

(7) 看取りケアと倫理問題

人として踏み外してはならない道のことを人倫と言います。

人倫のことを倫理とも言います。

看取りは、医学的、社会的、文化的な課題に加えて論理的課題を多く含んでいます。

看取りとは、適切な医療を受けても回復の可能性がなく、死期が間近に迫った状態です。

ところが、どこからが「間近に迫った状態」かの判断は難しいものです。

看取り期を予測することは容易ではありませんし、対象者の自己決定能力を見極めることも困難です。

がんの場合は、告知後は緩和ケアを実践し、看取り期を迎える段階になると最終的な緩和ケアが行われます。

緩和ケアは、身体的な痛みだけではなく、心理的、社会的な悩みにも配慮しつつ、専門職が連携して実践しています。

認知症の場合、緩和ケアを行うにしても容易ではありません。看取り期の告知がなされないまま最期を迎えていることも多いのです。そこで、認知症の場合には看取り期における倫理問題が大きな課題です。

（8）認知症と看取りケア

本人が意思を表明できない場合はどうしたらいいのでしょうか。

適時適切な看取りケアを行うために考慮しなければなりません。看取りケアを行うための手続きについても考察しなければなりません。

例えば、胃ろうへの医師の対応です。

①延命治療を望んでいなかった

対象者の意思に基づいて家族が決定し、胃ろうをしなかった。

②本人の意思は伝えられていない

元気だった時の考え方から家族が推測して、胃ろうをしなかった。対象者の願いを推定して判断した。

③本人の意思はわからない

家族が少しでも長く一緒にいたいと願い胃ろうを選択した。家族による判断を尊重した。本人が意思決定できないので家族が代理判断をした。

①②③のうちどれが倫理に適うでしょうか。

法的根拠からしても倫理からみても望ましいのは①です。

①の状態ではない場合には意思を推定する代行判断が必要です。

代行判断が難しい場合があります。その時は最善の利益判断ということになります。対象者にとって最善なのかを考えるということです。

そこで、③については対象者の意思や願いを反映しているのかが問われます。

家族が、適切な代行判断で最善の判断をしていると類推できるとしたら、胃ろうをするかしないかを医師が決定することになります。

そこで、代理判断には事前指示書が求められます。

意思を伝えることができなくなった時、対象者に代わって医療やケアに関する判断あるいは決定する人、及び望む医療処置やケアと望まない医療処置やケアなどを決めておくための事前の指示書です。

右の事例から看取りケアの専門職が学ぶことがあります。判断した結果についても倫理的配慮が求められますが、さらに大切なことは判断を得るための経緯です。

看取りケアについても事前指示書をつくることが必要ではないでしょうか。事前指示書をつくれない場合は、対象者は普段あるいはこうした場面ではどのような判断したのかと推定したいものです。推定するためには、看取り期に至るまでに、対象者に確認するとか家族と話し合っておくことが欠かせません。

看取りケアのヒント

看取りケアにも事前指示書の作成が必要になってきている

【巻末チェックノート】
看取りケアの用語・キーワード事典

1 アドバンス・ケア・プランニング
2 エンゼルケア
3 エンディングノート
4 グリーフケア
5 死亡診断書
6 スピリチュアルペイン
7 ターミナルケア
8 地域連携
9 直葬
10 トータルペイン
11 看取り
12 看取りケアの課題
13 臨床宗教師
14 ＡＤＬとＩＡＤＬ
15 ＢＰＳＤ（認知症の周辺症状）
16 ＣＯＰＤ
17 ＱＯＬ

1

【アドバンス・ケア・プランニング】

アドバンス・ケア・プランニングとは、意思決定能力低下に備えての対応プロセス全体を指します。

アドバンス・ケア・プランニングは、アドバンスディレクティブ（事前指示）の文書を作成することのみではありません。

もし自分に意思決定能力がなくなっても、自分が語ったことや、書き残したものから自分の意思が尊重され、医療スタッフや家族が、自分にとって最善の医療を選択してくれるだろうと思えるようなケアを提供することも含まれます。

2

【エンゼルケア】

エンゼルケアは、エンゼルメイクとも言いますが、死化粧あるいは死後処置のことです。

死者の尊厳を守る処置ですが、家族に対するグリーフワークの一つでもあります。

身近な人の死に直面し、悲嘆にくれる人がたどる心のプロセスの第一段階となることが多く、残された家族にとって欠かせないものとなっています。

整容し、化粧を施し、闘病の跡や傷口をカバーしたりします。

エンゼルケアには感染症予防の役割もあります。

3 【エンディングノート】

Advanced directive（事前指示書）という用語があります。判断力や意思疎通能力が喪失しかねない病気にかかったときに自分が希望する内容（指示）を記載するものです。

エンディングノートとは、事前指示書の類似語です。事前指示書の内容に加えて、自身が死亡したときの希望を記すノートです。

1　記載する事項

書かれる事柄は特定されたものではありません。

おおよそ、次のようなことを記載します。

①病気になったときの延命措置を望むか望まないか

②ケアが必要になった際に希望すること

③財産や貴重品に関する取扱い

④葬儀に対する希望

⑤相続に対する考え方
⑦プロフィールや自分史
⑧家系図

2　効力

エンディングノートの内容のうち、遺言や公正証書として相応しいこともありますが、通常は法的効力を有するものではありません。

存命中あるいは逝去後、本人の意思を尊重し、家族の負担を減らすことを目的として記載されるものです。

4 【グリーフケア】

Grief care あるいは Grief work などという用語があります。死の悲しみに対応したケアのことです。

人はやがて死が訪れるという認識があっても、死が現実のものになると心の葛藤は容易ならざるものがあります。そこで、遺族を心理的、社会的に支援する体制が求められます。

死別を経験した者には、二通りの人がいます。1つは、感情を抑制して十分に悲しむことができないまま長年にわたる人です。もう1つは、感情のゆさぶりに苦しむ人です。

死別を経験しグリーフに陥ったときに、悩みややるせなさを傾聴してくれる人がいる、さりげなく寄りそう人がいる、そうした支援あるいはケアは心強いものではないでしょうか。こうした支援やケアを「グリーフケア」と言います。死別体験者の反応としては、精神的なものと身体的なものがあります。精神的なものとしては、感情の麻痺、怒り、不安、孤独、寂しさ、罪悪感、自責感、無力感などが症状として表れます。身体的なものには次のようなことがあります。睡眠障害、食欲障害、体力の低下、健康感の低下、疲労感、頭痛、肩こり、めまい、動悸、胃腸障害、便秘、下痢、血圧の上昇、自律神経失調症、体重減少などのほか免疫機能低下などの身体の違和感、疲労感や不調を覚えるなどです。

5 【死亡診断書】

死亡診断書は、人の死亡した事実を記載した医師の証明書です。医師は、従来から診療中の患者が死亡した場合のほか、自ら死亡に立ち会った場合でなければ死亡診断書を交付することはできません。

死亡診断書は、診断書の一つです。死亡事由などについての検案について記した書類です。死亡を証明する効力があります。

1 死亡診断書と死体検案書の違い

死亡診断書は、診断した医師、歯科医師のみが発行することができます。死亡診断書と死体検案書の様式は同一です。

最終診察後24時間以内に発行する書類ですが、最終診察後24時間を超えていても、死因が明らかに継続的に診療中のものであると予測される場合については、死亡診断書を作成することができます。

それ以外の場合には死亡診断書を作成することはできません。その場合には、医師は死体を検案しなければならないことになっています。死体検案書と死亡診断書の書式は同一ですから、死亡診断書を発行する場合は死体検案書記載に該当する部分を取り消すことになります。

2　記載事項

死亡診断書に記載する事項は以下のとおりです。

①氏名、性別、生年月日
②死亡した時
③死亡したところ及びその種別
④死亡したところの種別
⑤死亡したところ
⑥施設の名称
⑦死亡の原因
（ア）直接死因と発病（発症）又は受傷から死亡までの期間
（イ）（ア）の原因と発病（発症）又は受傷から死亡までの期間
（ウ）（イ）の原因と発病（発症）又は受傷から死亡までの期間
（エ）（ウ）の原因と発病（発症）又は受傷から死亡までの期間
⑧直接死因には関係しないが右記の疾病経過に影響を及ぼした傷病名等
⑨手術の有無と手術年月日
⑩解剖の有無とその主要所見

⑪死亡の種類
⑫外因死の追加事項
⑬傷害が発生したとき
　傷害が発生したところの種別、傷害が発生したところ、手段及び状況
⑭生後一年未満で病死した場合の追加事項
出生児体重、単胎・多胎の別、妊娠週数、妊娠分娩時における病態又は異状、母の生年月日、前回の妊娠の結果
⑮その他特に付言すべき事柄
⑯検案年月日、検案書発行年月日と医師の住所・署名・捺印（すべて自書で署名した場合は、捺印はなくともよい）

6 【スピリチュアルペイン】

看取り期には、生きる空しさ、体験したことに対する罪悪感、死への恐れなどに苛《さいな》まれることがあるものです。こうしたことは死生観にかかわるものです。死生観とは、死と生についての考え方ですが、生き方や死に方に関する考え方でもあります。

死生観に対する悩みにともなう苦痛のことをスピリチュアルペインと言います。スピリチュアルとは、精神的、霊的、宗教的なことを意味します。ペインは痛みです。痛みは不快な感覚と感情をともなない、組織の損傷によって、あるいは、強い侵害性の刺激によって引き起こされます。

ペインクリニックは、末梢神経、神経節などに局所麻酔薬あるいは神経破壊薬を注射して、痛みをとることを専門とする診療部門のことです。

1 魂の痛み

スピリチュアルペインは、人生は何だったのか、などと思い詰めることで生じる痛みですから、「魂の痛み」とも訳されています。

世界保健機関は、肉体的（フィジカル）、精神的（メンタル）、社会的（ソーシャル）の3つの面から健康を定義してきましたが、人間の尊厳などを霊的（スピリチュアル）を加えた議論が活発化してきました。薬や社会制度などで取り除けない痛みがあるというものです。痛みを癒やすことも看取りケアの重要な役割です。

2　看取りケアにおけるスピリチュアルケア

看取りケアにおけるスピリチュアルケアと医療のテーマとされている「スピリチュアルケア」のスピリチュアルとは意味が異なります。臨床でのスピリチュアルケアは、死が間近に迫った人に寄り添うケアです。

看取り期では、身体や心の苦しみだけでなく、なぜ自分だけが死んでいかなければならないのだろうかなどという〝魂の痛み〟を自覚するようになりがちです。そうした痛みを看取りケアにおけるスピリチュアルペインと言います。

スピリチュアルケアには２つのケアがあります。

１つは、生きていくための意義が見いだせないなど、スピリチュアルペインを持つとしている人に対して、死を超えた将来を見いだすことができるようにというケアです。

２つは、関係的存在のケアです。人間は、他者との関係の中でこそ存在します。ところが、死によって関係性が断ち切られてしまうことになることから生じるスピリチュアルペインをケアするというものです。つまりは、死をも超えた他者との関係を見いだすことで、新しい自分の存在意義を見出せるようなケアです。

7 【ターミナルケア】

ターミナルとは看取り期のことです。看取り期に行うケアが看取りケアですが、医療的意味合いを込めて、終末期医療あるいは終末期看護のことをターミナルケアあるいはエンドオブライフケアということがあります。

一般に、延命処置を行わないケアであり、苦痛を緩和しつつ、その人らしく人生の最期を生きるために行われるケアのことです。

1 「終末期」

終末期という用語は法的あるいは公的には定義はありません。通念のような意味合いになりますが、老衰、病気あるいは障害の進行による死を回避する方法もなく場合であって、予想される余命が3ヶ月以内程度の期間を終末期といいます。つまり、終末期は誰にでも必ず発生するものではありません。事故、災害あるいは急性の病気によって何時間・何日間程度で死に至った場合、つまりは突然死した場合は終末期とは表現しません。

2 「ターミナルケア」

病気や障害からの回復、病気や障害の進行の遅延、心身の機能の維持を目的とする医療が不可能な状態があって、延命治療は行わないというときにはターミナルケアという用語が使われます。ターミナルケアは、終末期の患者の多くは特定の臓器の機能不全または多臓器不全になっていて身体的苦痛や精神的苦痛がありますから、緩和あるいは軽減してクオリティ・オブ・ライフ（QOL、人生の質）を維持・向上することを目的としたものです。ターミナルケアでは医療的処置（緩和医療）のみならず精神的側面を重視した総合的な処置を施されます。

3 「看取りケア」

ターミナルケアと同様に看取りケアの法的な定義はありません。看取りケアは、医師によって死に逝く状態を宣告された時から最期までの期間つまり看取り期に行うケアのことです。大まかに区分するとターミナルケアは健康保険が適用される施設であるホスピス、医療療養病床、緩和ケア病床等における用語ですが、看取りケアは介護保険が適用される施設である介護療養病床、介護療養型老人保健施設、特別養護老人ホーム、その他介護施設等における用語です。

例えば、老衰、がん、認知症（アルツハイマー型認知症、レビー小体型認知症等）、筋萎縮性側索硬化症、筋ジストロフィー、パーキンソン病などの進行により医師が死に至ると判断した場合であっても、要介護度等の要件を満たしていて介護施設に入所したとしますと、最期に至るまでのケアは看取りケアということになります。さらに、本人や家族が在宅生活を希望する場合は、訪問医療あるいは訪問看護による在宅での看取りケアということになります。

8 【地域連携】

介護には医療機関や介護施設間との地域連携の充実が求められています。例えば、次のような役割、連携が欠かせません。

・急性期の医療を担う大病院の役割
・回復期のリハビリテーションや治療を担う医療機関の役割
・維持期のリハビリテーションを担う医療機関の役割
・生活の場における療養支援を担う診療所の役割
・日常生活の支援を行う介護施設など医療機関と介護施設の連携

これらを可能にするためには、医療におけるクリティカルパスの開発のみならず、地域医療・介護連携パスの開発が急務です。

超高齢化社会になっていくわが国では、高齢者の対応は重要課題です。高齢者の揚合多くの方は、病気は治っても要介護状態に陥ることが少なくありません。ますます医療と介護等の連続した連絡調整が求められています。

①他の介護施設との連携

現状は対象者（利用者）の取り合いの様相も垣間みることができます。これからは利用者本位の介護です。同じ介護度でも個人によって症状や困ったことはそれぞれに違いがあります。介護施設に入所（入居）する多くの人が、身体的な苦痛と同時に心理的な問題や社会的な問題、精神的な問題を抱えています。

多職種が関わり情報を共有し、連携を図りながら協力する時代が来ています。多方面の専門的な立場からの手助けを行うための連携です。連絡調整、連携によって総合的に効率よくきめ細かい良質な介護を実践することができます。

②地域チーム介護の推進

地域チーム介護は、それぞれの施設に関わる専門職が、ケアを実践する意義を理解してケア目標について話し合い、共有します。

ケア目標は、どの専門職であってもすべての者が共有することが大切です。そのうえで、各施設の専門職が自身の役割を確認します。そして、互いにどのように連携し、協力していくかを十分に話し合うことになります。

③例示：栄養チームの編成

栄養管理を疎かにすると治療やケアの効果が減じてしまいます。その結果、合併症や副作用が発生する頻度が多くなりがちです。

栄養状態が悪いと床ずれ（褥瘡）ができます。食べ物や飲み物が咀嚼できないとか飲み込めないことにより肺炎（誤嚥性肺炎）を起こします。

そのため、地域を連携による医療機関や介護施設の栄養チームを編成することが効果的です。病態管理をする医師、看護師、食事の必要量や摂取量を評価し食事を調整提供する管理栄養士、薬の副作用・薬効・点滴などの管理をする薬剤師、食事の嚥下機能の評価を行う言語聴覚士などの専門スタッフがチームを組み、それぞれの知識や技術を出し合い最良の方法で栄養支援をします。

例えば、管理栄養士が地域チーム介護に参画することを想定してみます。人は口から食べ物をとってそれを栄養として生きていますが、当たり前のことがなんらかの原因でできない、あるいは食べる量が減ってきた時どうすれば良いのでしょうか。看取り期にあってはなおさらのことです。

そこで、医師の指示のもと看護師が、そして医師の指導のもとで管理栄養士の知見と経験が求められます。看護師は管理栄養士そして調理師などによる栄養サポートチームを編成することになります。栄養大学などに設置されている栄養クリニックとの連携も考えられます。

入院中あるいは介護施設入所中の対象者について、栄養不良の是非を洗い出し、どうして栄養不良なのか、どうして食べられないのかという原因を調べます。食事の形態は適しているのか、咽頭に麻痺はないのか、口腔内に異常はないのか等々いろいろな視点から確認します。どのような栄養素が足りないのか、カロリーは足りているのか、という観点から栄養に関する課題を検討します。

④看取りケアの地域ぐるみの推進

医療にしても介護にしてもチームは、専門職それぞれの領域で役割と責任を果たすことで成り立ちます。看取りケアの専門職には、高度な医療や介護の知見そして医療技術やケアスキルに加えて、地域社会として看取り期を支えるためのコミュニケーション能力の高い人材が必要です。

看取りケアを地域ぐるみで推進することは、質の高い看取りケアを推進するための欠かすことができないしくみではないでしょうか。

9

【直葬】

宗教儀式を行わず身内のみで火葬だけを行うことが直葬です。通夜や告別式などの宗教儀式を行わないで、火葬のみの葬儀形態が直葬です。

経済的理由、宗教観の変化、人間関係の希薄化などにより都市部を中心に増加しています。

直葬にする理由には、葬儀費用が安価で、時間が軽減できるなどということがあると考えられていますが、十分な別れの時間が取れない、葬儀後に個別の弔問が多発するといったことも起こりがちです。

10 【トータルペイン】

痛みとは、「組織の実質的あるいは潜在的な障害に関連する、またはこのような障害と関連した言語を用いて述べられる不快な感覚・情動体験である」（１９８６年、国際疼痛学会）です。原因が誰の目にも明らかな痛みだけでなく、不快な情動体験として示されるものはすべて痛みに含まれます。

痛みを感じる程度は人それぞれです。人それぞれに異なる痛みを理解するためにはトータルペインという考え方が欠かせません。トータルペインとは全人的な痛みです。

痛みを類型化すると、身体的痛み、心理的痛み、社会的痛み及びスピリチュアルな痛みがあります。スピリチュアルとは、霊的あるいは魂によるという意味です。身体的痛み、心理的痛み、社会的痛み及びスピリチュアルな痛みは単独な痛みというよりもそれぞれが互いに影響し合って痛みを構成しています。

痛みは強度な不安や抑うつがあると痛みをより強く感じやすくなると言われています。困難な痛みに対する治療には、特にトータルペインの考え方が必要です。

看取りケアにおいて、痛みをコントロールすること、つまり、緩和ケアは重要なケアです。トータルペインの緩和を1人の医師や看護師が行うことは不可能です。チームケアが求められます。

11 【看取り】

見取りはみとること、見て知ることです。日本の芸事では見て習い覚えることを見取りといいます。見て写し取ることも見取りです。

見取りを看取りと書くと看病の意味合いになり、病人を介抱することになります。看取りは介護のことですから看取りに看護を付けて看取り看護とは言いませんが、看取りに介護を付けて看取り介護という用語が使われます。

看取り介護とは、介護施設において、看取り期（亡くなる前の期間）に利用者（施設に入所あるいは入居している人）の心理面での負担を軽減し、痛みを緩和することによって、看取り期を安らかに過ごせるようにして、できる限り悔いを残さないように穏やかに「いまわの際を迎えられるように介護すること」を言います。

看取り期とは、医療の手を尽くしても回復する見込みがなく、近い未来に死が訪れる期間ということです。

いまわの際は、人の最期、臨終のことです。

介護とは、高齢者や病人を介抱して、日々の生活を支援することです。看取り期には、介護だけではなく、医療行為や医療的な措置や対応も必要になります。そこで、診療の補助や療養の世話の意味合いもあるケアという用語を使用して、看取りケアという用語が使用されることが多くなってきました。

看取りケアとは、医療的視点からすると、終末期医療の範疇です。

終末期医療のことはターミナルケアと呼ばれることもあります。

終末期医療の目的の一つは苦痛を取り除くことです。本人の意思を重んじて、苦痛を取り除くさまざまな措置が取られます。肉体的な苦痛緩和措置及び精神的な苦痛緩和措置がなされます。そこで、看取りケアでも苦痛緩和措置がケアの主たる目的の一つとなります。

12 【看取りケアの課題】

穏やかな最期でありたいな。

自分らしく死を迎えたいな。

できれば寄り添って、最期まで見守ってほしい。

こうした気持ちを受け止めてケアを実践するのですが、いくつかの課題があります。

1 看取りケアの対象者が増加した

主として2つのことから施設における看取りケアが増加しています。

1つは、施設側の理由です。介護保険法による介護報酬に看取り介護が加算されたからです。加算は平成18年4月に創設されました。

その時点では加算要件に合致する看取りケアをする施設が少なかったのですが、その後、施設として看取りケアに対応する体制が出来つつあることから増加傾向にあります。

もう1つは、人の意識の変容です。

それは、延命治療ではなく自然死を望む人が増えつつあるということです。自然死ということになると、在宅死ということになるのですが、介護をする家族がいないなどという現実から介護施設に入所して看取りを受けたいということなのです。

そこで、施設としては看取りの必要な環境を整えなければならないとか、看取りケアを実践するために職員に対する教育などが課題となっています。

2　医療機関との連携体制が未整備である

看取り期には状態が急変することが多々あります。急変にともない医療機関との連携は不可欠なのですが、現状では十分とは言えません。

例えば、特養では看護師の配置は義務づけられていますが、大概の施設では看護師の配置は昼間です。そして、肝心の医師については、常勤医ではなく非常勤の医師です。

介護職の知見や経験が不足していると定時間のラウンド（見回り）はしていても、次のラウンドまでの間に死去していたということも生じます。また、急変時に対応が遅れるとか、最期のときに死亡確認ができないなどという課題が発生しています。

そして、医療機関との連携です。

日ごろの連携が希薄な場合には、本人が自然死を望んでいるとしても、医師としては医療優先ということになりますから、医師が救急搬送を指示することになります。その結果、本人の意思とは異なり、病院で延命処置のまま死に至るなどということも生じています。

13 【臨床宗教師】

臨床宗教師は、chaplain（チャプレン）と類義語として使用されています。チャプレンとは、学校、病院、刑務所など教会以外の団体や施設に奉仕するキリスト教の聖職者のことです。

例えば､東北大学実践宗教学寄附講座では「臨床宗教師」研修を行っています。同研修の「臨床宗教師」は、超宗教・超宗派の協力と学びあいを通して養成される宗教者です。

臨床宗教師と魂の痛みを緩和するスピリチュアルケアとは深い関連性があります。大阪市にある淀川キリスト教病院では、ホスピスがつくられた時からチャプレンが置かれ、患者と家族のための魂のケアに当たるようになりました。以来、日本の医療現場でのスピリチュアルケアは、主に宗教者が担ってきました。

今日では看取り期に対して、スピリチュアルケアの必要性が叫ばれるようになっています。しかし、看取り期の人すべてに臨床スピリチュアルケアを担うチャプレンなどの宗教者がいるとは限りません。死の臨床にかかわる幅広い医療者だけでなく、臨床宗教師など普段は医療にかかわらない人が、看取りケアとりわけスピリチュアルケアを担う事例が多くみられるようになりました。

14 【ＡＤＬとＩＡＤＬ】

ＩＡＤＬ（Instrumental Activities of Daily Living）は、ＡＤＬ(Activities of Daily Living)に関連した用語です。排泄、食事、就寝等を日常生活の基本動作ＡＤＬ（日常生活動作）と言います。

ＩＡＤＬ（手段的日常生活動作）は、ＡＤＬより広範な動作の概念であり、買い物、料理、掃除さらには薬の管理、お金の管理、趣味活動、公共交通機関関連の利用、車の運転、電話をかけるなどの動作が含まれます

1　ＡＤＬとＩＡＤＬ

①ＡＤＬ

日常生活を営む上で、普段の行為、行動のことです。食事、排泄、整容、移動、入浴等の基本的な行動です。

リハビリテーションやケアで使われている用語です。高齢者や障がい者等が自立的な生活がどの程度可能かを評価する指標です。ＡＤＬが自立しているという場合には、ケアを必要としない状態ということです。

②ＩＡＤＬ

ＩＡＤＬは『手段的日常生活動作』です。日常生活を送る上で必要な動作のうち、ＡＤＬより複雑で高次な動作をさします。買い物や洗濯、掃除等の家事全般、金銭管理、服薬管理、さらには乗り物に乗ること等ですが、趣味のための活動も含まれます。

高齢者の生活自立度はＡＤＬだけではなく、ＩＡＤＬにも考慮することが必要です。

2　できることとしていること

ＡＤＬやＩＡＤＬには、できること及びしていることがあります。できるからといって、しているわけではないことがあります。

例えば、機能的、能力的には歩行が可能としても、買い物に出かけ自立的な生活を送ることができるとは限りません。

ＡＤＬやＩＡＤＬを評価するためには、できるという能力（知識、技術そして意欲）だけではなく、日常生活において、している能力（行動）を評価し、ケアの必要性を考えることが重要です。

15 【ＢＰＳＤ（認知症の周辺症状）】

認知症の症状は、中核症状及び周辺症状の２つに大別できます。中核症状は、脳の細胞が壊れることで起こる症状です。周辺症状は、行動・心理症状であり、ＢＰＳＤ(Behavioral and Psychological Symptoms of Dementia)と言われています。周辺症状には中核症状と本人が持ち合わせた性格や環境に起因する理由があります。

1　中核症状

中核症状は、認知症の誰にも表れる症状です。

（1）記憶障害

直近に起きた事柄等が記憶から抜けてしまう障害です。覚えていたはずの記憶が失われます。

（2）見当識障害

日時や場所が理解できない、方向感覚などが失われる、自分が置かれた状況を判断する事が出来ない等という症状です。

（3）判断力の障害

考えるスピードが遅くなり、適確な判断がつかなくなります。いつもと違うことで混乱しやすくなります。

（4）実行機能障害

実行機能とは、目的を持った一連の行動を自立して有効に成し遂げるために必要な機能です。実行機能障害とは、前もって計画を立てることができないなど行動に支障をきたす症状です。

（5）失語

聞く、話す、読む及び書く行為に障害が表れる症状です。言語情報に関わる機能が失われた状態です。

（6）失認

失認とは、五感（視覚・聴覚・触覚・嗅覚・味覚）による認知力を働かせることが困難になり、状況を正しく把握することが難しい状態になる症状です。

（7）失行

目的とする行動の方法が分からなくなる状態です。

2 周辺症状（BPSD）

ＢＰＳＤは環境や心理状態によって異なります。

（1）徘徊

見当識に障害が生じて、元いた場所に戻って来られなくなる症状です。

（2）弄便（ろうべん）

大便を手で触れたり摑んだりします。大便を体や寝具などに擦りつける行為が弄便です。

（3）物盗られ妄想

いつ、どこに、何をしまい込んだかを忘れてしまう症状です。お金や貴重品がないなど騒ぎたてて、タンス等を探し回っています。やがて、誰かが盗んだのではないかと家族や介護者に疑いの目を向けるようになる物盗られ妄想です。

（4）せん妄

体の痛みや労作時などの疲れや息切れ、便秘等の体調不良が要因となってせん妄が起こると考えられています。急激な錯乱した混乱状態に陥ります。

（5）幻覚と錯覚

実際にはないものが見えたり聞こえたりすることです。例えば、部屋に知らない人がいるなど幻覚や錯覚が生じる症状です。

（6）うつ

主な症状としては、悲観的な態度や言動、意欲の低下などです。うつ病性の仮性認知症と認知症によるうつには様態に違いがあります。

（7）暴力・暴言・介護拒否

不満、不安、苛立ちが募り、理性で抑えていた性格が表出して暴力や暴言といった症状が表れます。

（8）失禁

①トイレの場所
場所の見当識に障害が起こるとトイレの場所が分からなくなり、失禁してしまう等です。
②排泄の感覚
尿意を感じる機能が低下し、行動が遅れ失禁するようになります。
（9）睡眠障害・昼夜逆転
睡眠・覚醒・体内時計の調節に関わる神経伝達物質の量が変化する事で睡眠障害となるものです。夜間の睡眠量が減り、日中に傾眠傾向となり、昼夜逆転が起きやすくなります。
（10）帰宅願望
家に帰りたいと思う願望です。今いる場所に対して、「ここは自分の家ではない」という思いがあります。家事があるなどと、外に出てバスやタクシーを探そうとするなども帰宅願望ですが、夕方にかけて起こり易くなる事から「夕暮れ症候群」と言われることもあります。
（11）常同行動
同じ言葉や動作、行動を繰り返し続けてしまう状態です。前頭側頭型認知症の特徴的症状の一つです。同じ動作を繰り返し、散歩や日課などで同じ行動を繰り返すなどです。
（12）異食
目の前にある物が食べられるかどうかはっきりわからず、食べられない物を口にし、実際食べてしまうことを異食と言います。

16 【COPD】

たばこの煙などの有害物質が原因で肺が炎症を起こし、呼吸がしにくくなる病気をＣＯＰＤと言います。

慢性閉塞性肺疾患（まんせいへいそくせいはいしっかん、COPD: Chronic Obstructive Pulmonary Disease）は、代表的な慢性呼吸器疾患の一つです。肺胞の破壊や気道炎症が起き、緩徐進行性及び不可逆的に息切れが生じる病気です。多くの場合、咳嗽や喀痰も見られます。

ＣＯＰＤは、有害物質の吸入あるいは大気汚染によって起こりますが、主因はたばこの煙です。日本ではＣＯＰＤの原因の90％以上が喫煙によるものと言われています。

有害な物質が長期にわたって肺を刺激すると、細い気管支に炎症を起こし、細気管支炎を発症します。咳や痰が多くなります。その結果、気管支の内側が狭くなり、空気の流れが悪くなります。

17 【QOL】

QOLは、quality of life、クオリティ・オブ・ライフのことです。生活の質あるいは生命の質です。生存を量的ではなく、質的に捉える概念です。

①生活水準とは異なる

QOLとは、人生の生き方や質や社会的にみた生活の質のことです。人間らしい生活や自分らしい生活を送り、人生に幸福を見出しているか、ということを尺度として捉える概念です。

QOLの想定する「幸福」は、身心の健康、良好な人間関係、やりがいのある仕事、快適な住環境、十分な教育、レクリエーション活動、レジャーなど様々な観点から考えるものです。QOLは、収入や財産を基に算出される生活水準（standard of living）とは分けて考えられるべきものです。

②医療におけるQOL

医療は人を診るものであり、医学は病気を診るものだとする考え方があります。ところが、医学に科学的側面が強調されてきて、例えば、「病気は治ったが患者は死んだ」という状態が生じかねません。

疾患は病名により医学的に定義されますが、生活面や精神面への影響については充分な配慮がなされているとは言いかねます。障害の程度には総じて「ＱＯＬの低下」と表現されますし、医学的検査で原因が不明瞭な感覚的障害（痛み、痺れ、倦怠感など）については、軽視する傾向があります。後遺症を抱えたままとか、治癒しがたい病気などでは、予後のＱＯＬを考慮していない場合もありますし、障害による生活面や精神面への影響は重要な事柄であり、ＱＯＬの指標化は医療上の課題です。

③看取りケアのおけるＱＯＬ

看取りケアのおけるＱＯＬは、単に生活のレベルを表すものではなく、看取り期の生命の維持に関わる「生命の質」を意味します。

いわゆる植物状態の事態を避けるために、本人の立場からみたＱＯＬの判断がなされ、本人の主体性や自立性に基づいたＱＯＬが保障される看取りケアが求められています。

延命治療を望まないで、苦痛の緩和だけを望み、残された人生の生命の質を高めるためのケアです。ＱＯＬを支えるもうひとつのケアが看取りケアです。

〈参考文献・資料〉
◎『高齢者介護施設の看取りケアガイドブック －「さくばらホーム」の看取りケアの実践から』（櫻井紀子著／中央法規刊）
◎『「死にゆく人」へのケア　高齢者介護福祉施設での看取りケア指導テキスト』（櫻井紀子著／筒井書房刊）
◎『【ポケット介護】楽になる認知症ケアのコツ』（山口晴保・田中志子編著／技術評論社刊）
◎『看取りケアの基本スキルがよくわかる本』（諏訪免典子著／ぱる出版刊）
◎『人生の最終段階における医療に関する意識調査報告書』（厚生労働省、平成26年3月終末期医療に関する意識調査等検討会）
◎『施設での看取りに関する手引き』（公益社団法人 全国国民健康保険診療施設協議会ホームページより）

あとがき

本書『もしもあなたが「看取りケア」をすることになったら』の原稿を起こしている途中に父が逝きました。2016年春には腫瘍が8センチ大となり、腰椎に転移している肝臓がんです。

2016年8月20日に会った時、末期がん患者とは思えないほど元気な様子でしたが、9月初旬のこと、定期的に治療を受けている病棟へ入院し、その後緩和ケア病棟へ。緩和ケア病棟へ転棟した日、新しい主治医から「あと1~2週間と思われます」と説明を受けて、ちょうど2週間後に逝きました。

緩和ケア病棟へ移った日、肝臓内科の主治医が訪室してくださり、寝ている父を診たあと、私に向かって「思い出を作ってください」と優しく声をかけてくださったことは今も鮮明に心に残っています。

残された時間に思い出を作ろうと、愛犬との面会、父の誕生祝会…。こんなことを病院にお願いしてもいいのか？　と思うようなことを実現させていただき、小さな思い出を重ねていくことができました。父の苦痛を和らげて、家族の想いを汲み取り、葛藤と不安に寄り添ってくださった南風病院の方々、心から感謝の気持ちで一杯です。

大切な父が逝った後は、残された私達家族には慟哭しかありません。母親は配偶者の死を受け止めたのか気丈夫に振舞っていましたが…。

私は、看取りケアについて、施設経営者であり看護師でもあった故櫻井紀子先生から教示を受けました。看取りケアとは、「特別なものではなく日常生活の延長線にあるもの」あるいは「逝く人の自己実現を支えるもの」という教えです。今、私は、看取りケアは特別なケアではないけれど、家族にとっては特別な時間が看取り期と受け止めています。

本人へのケアはもちろんのこと、家族に対するケアを父親の看取りケアの時間を通して教えられました。自分の親を看取る時は自宅で…といつの間にか頭の隅で考えていましたが、「最期をどこで迎えるかという場所のことだけではなく、誰とどのように過ごせるか」ということが看取りケアの神髄ではないかと考えています。

私は、父親が自分の命をもって、看取りケアのあり方を看取りケアを研究テーマとしてきた私に教えてくれたと思っています。こうした体験は私だけのことではありません。看取り期に寄り添う家族、介護施設や病院で看取り期を支える看取りケアの職員、いずれの方も穏やかな最期を迎えることができるように慈しみをもって死に逝く人と向き合っているに違いありません。そして、看取り期を通じて大きな学びを得たでしょうし、これからも得ることでしょう。

修士の研究でインタビューに協力してくださった介護施設の看護師が、看取りケアのチームには共有しなければならないことがあるとして、「(亡くなられた高齢者は) 命をもって教えてくれている」と語っていました。たった一度の人生、一回限りの看取り期そして最期です。「本人の意思を尊重し、尊厳を保ち、権利を侵害することなく、最善のケアを行いたい」、全ての看取りケアの専門職が共有している願いや想いではないでしょうか。

本書を手にしてくださったお一人おひとりに、「もし、自分が看取りケアをすることになったら」という想いを共有し、実践していただきたく切にお願い申し上げます。

諏訪免典子

諏訪免典子（すわめん・のりこ）

看護学修士。看護師、介護支援専門員、産業カウンセラー。
◎── 職務歴：日本医科大学付属病院、原三信病院、久我山病院の病棟勤務を経て、訪問看護ステーション所長。NPOシルバー総合研究所において高齢者ケアに関する調査研究、研修企画運営に携わり、老年看護と産業看護について研究。現在は、株式会社ケイツーマネジメントにてケアコーディネーターとして、「働く人の健康管理と介護予防」をテーマに企業の健康管理（産業看護）に携わる一方、地域における看護、看取り期におけるケアのあり方を思索しつつ看護実践をしている。
◎── 講師歴：老人福祉施設協議会、社会福祉協議会、看護協会等において、高齢者ケア、看取りケア等をテーマに研修講師として活躍。2016年からは昭和大学兼任講師、他看護系大学非常勤助手を担当している。
◎── 著作：『地域連携クリティカルパスの進め方』『看取りケアの基本スキルがよくわかる本』『スーパーケアマネになる方法』（小社刊）、『認知症の人の見守り・ＳＯＳネットワーク実例集』（中央法規刊）、『メンタルヘルスハンドブック』『ナースのためのＯＪＴその理論と実践』（産労総合研究所刊）、『改訂第２版　新生児・小児医療にかかわる人のための看取りの医療』（治療と診断社刊）等がある。

もしあなたが「看取《みと》りケア」をすることになったら

2017年1月30日　初版発行

著　者　　諏《す》訪《わ》免《めん》典《のり》子《こ》
発行者　　常塚嘉明
発行所　　株式会社 ぱる出版

〒160-0011　東京都新宿区若葉1-9-16
03(3353)2835 ― 代表　03(3353)2826 ― FAX
03(3353)3679 ― 編集
振替　東京 00100-3-131586
印刷・製本　中央精版印刷(株)

ISBN978-4-8272-1031-6　C2047